Orgulho e Paixão

NORA ROBERTS

Orgulho e Paixão

TRADUÇÃO DE

DANIELA RIGON

HARLEQUIN®

Rio de Janeiro, 2017

Título original: All the possibilities

Todos os personagens neste livro são fictícios. Qualquer semelhança com pessoas vivas ou mortas é mera coincidência.

A Harlequin é um selo da HarperCollins Brasil.

Contatos:
Rua da Quitanda, 86, sala 218 — Centro — 20091-005
Rio de Janeiro — RJ
Tel.: (21) 3175-1030

CIP-BRASIL. CATALOGAÇÃO NA PUBLICAÇÃO
SINDICATO NACIONAL DOS EDITORES DE LIVROS, RJ

R549d

Roberts, Nora

Orgulho e paixão / Nora Roberts ; tradução Daniela Rigon. — 1. ed. — Rio de Janeiro : Harlequin, 2017.

192 p.

Tradução de: All the possibilities
ISBN: 978-85-398-2536-3

1. Romance americano. I. Rigon, Daniela. II. Título.

17-44174 CDD: 813
CDU: 821.111(73)-3

Os MacGregor

Daniel Duncan MacGregor c. Anna Whitfield

- Alan c. Shelby Campbell
  - Daniel Campbell "D.C." c. Layna Drake
  - Julia c. Cullum Murdoch
    - Travis
    - Fiona Joy
- Grant Campbell c. Genvième Grandeau
  - Adria, Matthew (gêmeos)
  - Cybil c. Preston McQuinn
- Caine c. Diana Blade
  - Laura c. Royce Cameron
    - Daniel
    - Blake
  - Ian c. Naomi Brightstone
- Serena c. Justin Blade
  - Robert MacGregor "Mac" c. Darcy Wallace
    - Ethan
  - Duncan c. Catherine "Cat" Farrell
  - Gwendolyn c. Branson Maguire
    - Anna
    - Lauren
  - Amelia

Capítulo 1

Shelby sabia que Washington D.C. era uma cidade louca. Por isso a adorava. Ali, podia ser encontrada elegância e história, ou boates escuras e burlescas. De um lado a outro da cidade, ela poderia viajar de um bairro chique e estiloso para outro com ruas perigosas. Sempre havia uma escolha sobre o que ver: brilhantes monumentos brancos, edifícios estaduais decorosos, velhas casas de tijolos, prédios de aço e vidro, estátuas há muito oxidadas, ruas de paralelepípedos ou Watergate.

Não era à toa que a cidade fora construída em torno de uma estrutura especial e espetacular. O Capitólio era o núcleo, e a política foi sempre o nome do jogo. Washington fervia, não com a agitação despreocupada de Nova York, mas com um tipo de frenesi cauteloso e precavido. Os empregos da maioria dos homens e mulheres que trabalha lá estavam em risco a cada eleição. Washington não era um lugar considerado seguro, e este era outro motivo que fazia Shelby gostar da cidade. Para ela, segurança significava complacência, e complacência significava tédio. E ela sempre teve como prioridade nunca se deixar entediar.

Georgetown se adequava a ela porque ainda não era Washington. Tinha a energia da juventude: a universidade, boutiques, cafés e cerveja pela metade do preço nas noites de quarta-feira. Tinha a dignidade da idade: ruas residenciais, paredes de tijolos vermelhos, persianas pintadas, mulheres caminhando com cachorros lindos e perfeitos. Por não poder ser rotulada estritamente como parte de outra coisa, Shelby estava confortável lá. Sua loja ficava em uma das ruas estreitas e de paralelepípedos, com a casa no segundo andar. Ela tinha uma varanda em que podia sentar-se nas noites quentes de verão e ouvir o movimento da cidade. Tinha, também, cortinas de bambu nas janelas para que tivesse privacidade — o que raramente acontecia.

Shelby Campbell tinha sido feita para conversas e multidões. As conversas com estranhos eram tão fascinantes quanto as com velhos amigos, e o barulho era mais atraente do que o silêncio. Ainda assim, ela gostava de viver ao seu próprio ritmo e fazer as suas próprias escolhas fora do padrão, por isso seus colegas de quarto não eram humanos. Moshe Dayan era um gato caolho e Tia Emma, uma papagaia que se recusava a conversar com qualquer um. Eles viviam juntos em relativa paz, na bagunça caótica que Shelby chamava de casa.

Ela era ceramista e vendia os próprios trabalhos. Sua pequena loja, que batizou de Calliope, tornou-se popular desde a inauguração, há três anos, e Shelby descobriu que gostava de lidar com os clientes quase tanto quanto gostava de sentar-se na sua roda de oleira com um pouco de barro e sua imaginação. A papelada era um incômodo constante, mas Shelby acreditava que aborrecimentos davam sabor à vida. Em todo caso, para a diversão de sua família e a surpresa de muitos amigos, tinha começado um negócio, e era bem-sucedida.

Às 18h, ela fechou a loja. Desde o início, Shelby seguia com rigidez a regra de não passar as noites na loja. Podia trabalhar com argila até as primeiras horas da manhã, ou sair e se misturar com a vida da rua, mas a vendedora dentro de si não acreditava em horas extras. Esta noite, em vez de se divertir, ela enfrentaria algo que evitava sempre que possível, mas que, quando era inevitável, levava muito a sério: comparecer a uma festa, o que era uma obrigação. Desligando as luzes ao sair, Shelby subiu as escadas até o segundo andar.

O gato saltou agilmente de seu poleiro no peitoril da janela, espreguiçou-se e andou em direção a ela — quando Shelby chegava, o jantar não demorava muito a aparecer. O pássaro bateu as asas e começou a bicar um biscoito.

— Como vocês estão? — Fez carinho atrás das orelhas do gato, onde ele mais gostava. Com um ronronar de aprovação, ele a encarou com seu único olho e inclinou a cabeça, fazendo seu tapa-olho entortar. — Sim, eu vou te dar comida. — Shelby pressionou a mão em seu próprio estômago. Estava morrendo de fome, e o melhor que poderia esperar para aquela noite seriam alguns canapés de fígado enrolado em bacon e torradas.

— Fazer o quê… — murmurou ela enquanto entrava na cozinha para alimentar o gato. Prometera a sua mãe que daria uma passada no coquetel do congressista Write, e não podia faltar com a palavra. Deborah Campbell provavelmente era a única pessoa capaz de fazer Shelby cumprir uma promessa.

Shelby gostava muito da mãe, muito além do amor de uma filha pelos pais. Algumas vezes, as pessoas achavam que fossem irmãs, apesar da diferença de vinte e cinco anos entre elas. Tinham a mesma cor: ambas com o cabelo vermelho e brilhante, muito ardente para ser castanho, e muito escuro para ser ruivo. Deborah o usava curto e alisado, enquanto Shelby preferia deixar os cachos longos, numa cabeleira que sempre parecia grande demais. Herdara a pele de porcelana e o olhar misterioso da mãe, mas enquanto a combinação fazia Deborah parecer delicadamente elegante, Shelby sempre parecia uma maltrapilha que vendia flores na rua. Seu rosto era fino e com maçãs acentuadas, e ela muitas vezes explorava sua imagem com um pouco de habilidade na maquiagem e um apreço por roupas antigas.

Shelby podia ter herdado a aparência da mãe, mas sua personalidade era única. Nunca pensara muito sobre ser livre ou excêntrica, simplesmente o era. Cresceu e estudou em Washington, onde os toques de política dominaram sua infância. A pressão do ano eleitoral, a campanha que havia levado o pai para longe de casa por semanas, lobbies, leis para passar ou bloquear — tudo isso fazia parte de seu passado.

As festas infantis faziam parte do jogo tanto quanto uma coletiva de imprensa. Os filhos do senador Robert Campbell eram importantes para a imagem do pai, que havia sido cuidadosamente elaborada para ser adequada ao Salão Oval. E, como lembrava Shelby, um fato simples compunha boa parte desta imagem: seu pai fora um homem bom, sincero, carinhoso, dedicado e com um apurado senso de ridículo. Mas isso não o salvou do tiro de um louco quinze anos antes.

Ela concluiu que a política havia matado seu pai. Compreendeu, aos onze anos, que a morte chegava para todos. Porém, veio muito cedo para

Robert Campbell. E se a morte conseguiu levar seu pai, a quem ela imaginara ser invulnerável, poderia atacar qualquer um, a qualquer momento. Shelby então decidiu, com todo o fervor de uma criança, que iria desfrutar de cada momento de sua vida ao máximo — e, desde então, nada a dissuadiu dessa decisão. Então, iria ao coquetel de Write em sua espaçosa casa, e acharia algo que a divertisse, ou despertasse seu interesse. Shelby nunca duvidou que conseguiria.

Shelby estava atrasada, mas isso não era novidade. Não era um descuido consciente ou necessidade de fazer uma entrada. Ela sempre se atrasava porque nunca terminava nada tão rápido quanto pensava que conseguiria. Além disso, a casa de tijolos brancos em estilo colonial estava lotada, o suficiente para que seu atraso nem fosse notado.

A sala tinha a largura do apartamento inteiro de Shelby, e era duas vezes mais comprida. A decoração em tons brancos, marfins e cremes aumentava a sensação de espaço livre. Alguns quadros de paisagens francesas excelentes pendiam nas paredes em molduras ornamentadas. Shelby aprovou o ambiente, embora não fosse capaz de viver nele. Ela gostava do cheiro do lugar: tabaco, uma mistura de perfumes e colônias, e um leve traço de suor. Era o aroma de pessoas e festas.

As conversas eram as típicas de coquetéis: roupas, outras festas, partidas de golfe, mas também era possível ouvir murmúrios sobre o índice de preços, as negociações atuais da Otan e a recente entrevista do secretário do Tesouro na televisão.

Shelby conhecia a maioria das pessoas vestidas com sedas finas ou ternos escuros sob medida. Evitou ser capturada por qualquer um deles com rápidos sorrisos e cumprimentos, enquanto abria caminho até o buffet, com uma habilidade impressionante. A comida era uma coisa que ela levava muito a sério. Quando viu as pequenas quiches, percebeu que sua noite não seria uma perda total.

— Ora, Shelby, eu nem sabia que você estava aqui. Que bom ver você. — Carol Write, elegante e discreta em um vestido de linho cor de malva, tinha atravessado a multidão sem derramar uma gota do seu drinque.

— Eu me atrasei — disse Shelby, devolvendo o breve abraço com a boca cheia. — Você tem uma bela casa, sra. Write.

— Obrigada, Shelby. Gostaria muito de mostrá-la a você mais tarde, se conseguir escapar por um momento. — Ela deu um olhar rápido e satisfeito ao redor da multidão, típico de uma anfitriã de Washington. — Como estão as coisas na sua loja?

— Ótimas. Espero que o seu marido esteja bem.

— Ah, sim. Charlie vai querer vê-la. Não consigo descrever o quanto ele adora aquela urna que você fez para o escritório dele. — Embora tivesse um suave toque georgiano, Carol era capaz de falar tão rápido quanto um comerciante de Nova York tentando vender algo. — Ele ainda diz que foi o melhor presente de aniversário que eu já dei a ele. Agora, você deve se misturar. — Carol segurou o cotovelo de Shelby antes que ela pudesse pegar outra quiche. — Ninguém é melhor em manter as conversas vivas do que você. Muito papo sobre trabalho pode simplesmente matar uma festa. Há várias pessoas aqui que você conhece, é claro, mas... ah, aqui está Deborah. Vou deixá-las por um momento para fazer meu papel de anfitriã.

Liberada, Shelby voltou para o buffet:

— Olá, mamãe.

— Eu estava começando a pensar que você tinha desistido de vir. — Deborah olhou a filha, maravilhando-se com o fato de que a saia com as cores do arco-íris, a blusa estilo camponesa e o bolero caíam tão bem nela, enquanto que em outras pessoas seria apenas uma fantasia.

— Nunca, eu prometi. — Shelby examinou o buffet antes de fazer sua próxima escolha. — A comida é melhor do que eu esperava.

— Shelby, tire sua mente do estômago. — Com um suspiro, Deborah enganchou o braço ao da filha. — Caso não tenha notado, existem vários homens jovens e charmosos aqui.

— Ainda tentando me casar? — Shelby a beijou levemente na bochecha. — Eu quase perdoei você pelo pediatra que você tentou me empurrar.

— Era um jovem muito simpático.

— Hmmm. — Shelby decidiu não mencionar que o jovem simpático parecia ter seis pares de mãos, todos muito ativos.

— Além disso, não estou tentando casá-la. Só quero que você seja feliz.

— Você está feliz? — respondeu Shelby com um brilho rápido nos olhos.

— Ora, sim. — Sem pensar, Deborah apertou o brinco de diamante em sua orelha esquerda. — Claro que estou.

— Quando é que você vai casar?

— Eu já *fui* casada. — Deborah lembrou-lhe com um pequeno suspiro. — Eu tive dois filhos...

— Que te amam. A propósito, tenho dois ingressos para o balé no Kennedy Center na próxima semana. Quer ir comigo?

O leve traço de ressentimento desapareceu do rosto de Deborah. Quantas mulheres, pensou, tinham uma filha que era capaz de exasperar e agradar tanto ao mesmo tempo?

— Uma maneira inteligente de mudar o assunto. E sim, eu adoraria.

— Posso jantar na sua casa antes? — perguntou Shelby, então virou-se para a esquerda com um sorriso. — Oi, Steve. — Ela apalpou um braço firme. — Você está malhando.

Deborah observou sua filha derramar charme sobre o assistente da assessora de imprensa e, em seguida, continuar o trabalho com o recém-nomeado chefe da EPA. Shelby fazia isso sem esforço e com muita espontaneidade, Deborah meditou. Ninguém gostava de, ou era apreciada por, uma multidão como Shelby. Mas então, por que ela fazia tanto esforço para evitar relacionamentos? Se Shelby estivesse simplesmente evitando um casamento, Deborah aceitaria a ideia. Porém, suspeitava há um tempo que sua filha estava bloqueando outra coisa.

Deborah nunca teria desejado a infelicidade da filha, mas mesmo esse sentimento teria aliviado sua mente. Ela viu Shelby evitar a dor emocional de uma maneira ou de outra por quinze anos. Mas Deborah sabia que sem dor não poderia haver uma verdadeira realização. *Ainda assim...* ela suspirou quando Shelby riu em um grupo, totalmente descontraída. Ainda assim, Shelby era tão viva e tão brilhante. Talvez estivesse preocupada à toa. A felicidade é uma coisa muito pessoal.

Alan observou a mulher com cabelo flamejante que estava vestida como uma rica cigana. Ele podia ouvir sua risada flutuar pela sala, ao mesmo tempo sensual e inocente. Um rosto interessante, pensou, mais raro do que bonito. Quantos anos tinha?, perguntou-se. Dezoito? Trinta? Ela não parecia pertencer a uma festa de Washington — Deus sabia que ele estivera em um número suficiente delas para tê-la notado. Não havia nada de elegante ou conservador nela. Sua roupa não fora comprada em uma das lojas frequentadas pelas esposas dos políticos, e seu cabelo certamente não fora cortado em um salão sofisticado. Mas ela se encaixava. Apesar de um toque de Los Angeles e de um ar de Nova York, ela se encaixava bem. Mas quem diabos...

— Olá, senador. — Write deu a Alan um tapinha firme nas costas. — É bom vê-lo fora da arena. Nós não o atraímos o suficiente para esse tipo de evento.

— Bom uísque, Charlie. — Alan ergueu o copo. — Sempre funciona.

— Normalmente é preciso mais do que isso — Write corrigiu. — Você anda trabalhando demais, Alan.

Alan sorriu. Nenhum movimento era secreto em Washington.

— Há muito a ser feito no momento.

Com um aceno de concordância, Write deu um gole em sua bebida.

— Estou interessado em sua opinião sobre o projeto que Breiderman vai apresentar na próxima semana.

Alan fitou os olhos do congressista calmamente, sabendo que Write era um dos principais adeptos de Breiderman.

— Eu sou contra — disse, sem mais. — Não podemos ter mais cortes na educação.

— Bem, Alan, você e eu sabemos que as coisas não funcionam assim, tão preto no branco.

— Às vezes, a área cinzenta fica muito grande, então é melhor voltar ao básico. — Ele não queria um debate. Não queria falar de trabalho. O que era complicado para um senador em uma festa de um partido político, mas Alan MacGregor era político o suficiente para evadir perguntas quando lhe convinha. — Sabe, pensei que eu conhecia todos aqui. — Alan olhou vagamente ao redor da sala. — Mas não sei quem é a mulher que parece a Esmeralda do *Corcunda de Notre Dame*. Sabe quem é?

— Quem? — Write repetiu, tão intrigado por aquela descrição que esqueceu sua réplica planejada, e seguiu o olhar de Alan. — Oh, não me diga que você não conhece a Shelby. — Ele sorriu, divertindo-se ainda mais com a descrição ao saber a quem se referia. — Quer que os apresente?

— Acho que eu mesmo posso me apresentar — murmurou Alan. — Obrigado.

Alan avançou, passando com facilidade pelos dos grupos de pessoas, parando quando chamado. Como Shelby, ele fora feito para multidões. Apertos de mão, sorrisos, a palavra certa no momento certo, uma boa memória para rostos. Era algo necessário para um homem cuja carreira dependia da escolha do público tanto quanto de sua própria competência. E ele era competente.

Alan conhecia a lei. Estava familiarizado com todos os ângulos e brechas, embora, ao contrário do irmão Caine, também advogado, Alan tenha sido atraído mais pela teoria do direito do que por casos individuais. A visão geral o fascinara — como a lei, ou a base dela, e a Constituição funcionavam para o povo. A política o fascinara na faculdade, e mesmo agora, aos trinta e cinco anos, tendo deixado para trás um mandato no Congresso e com seu primeiro mandato no Senado em curso, ele gostava de explorar suas infinitas possibilidades.

— Sozinho, Alan? — Myra Ditmeyer, esposa de um juiz do Supremo Tribunal, puxou seu braço quando ele se afastou de um grupo.

Alan sorriu e beijou sua bochecha com a intimidade de um velho amigo.

— Isso é uma oferta?

Ela deu uma de suas risadas altas, chacoalhando os rubis em suas orelhas.

— Oh, seu diabinho, se eu pudesse... Vinte anos, seu destruidor de corações escocês. Tudo de que eu precisava era ter menos vinte anos. — Ela o estudava com um sorriso genuíno e olhos astutos. — Por que você não está com uma daquelas modelos pendurada em seu braço esta noite?

— Eu esperava convencer você a passar um fim de semana em Puerto Vallarta.

Desta vez, Myra cutucou o peito dele com sua unha longa e vermelha enquanto ria.

— Está muito convencido de que eu aceitaria. — Ela suspirou, e seu rosto redondo assumiu linhas melancólicas. — Mas essa é a verdade. Precisamos encontrar uma mulher realmente perigosa para você, Alan MacGregor. Um homem de sua idade ainda solteiro... — Ela estalou a língua. — Os americanos gostam de seus presidentes casados, meu querido.

O sorriso de Alan só se ampliou.

— Agora você está parecendo o meu pai.

— Aquele velho pirata. — Myra fungou, mas seus olhos brilharam de divertimento. — Ainda assim, seria sábio considerar o conselho dele em uma coisa ou duas. É com um casal que se faz um político de sucesso.

— Eu deveria me casar para avançar minha carreira?

— Não tente bancar o espertinho comigo — ordenou Myra, então viu os olhos dele irem em direção a uma risada baixa e familiar. *Ora, ora*, pensou, *não seria um casal interessante? A raposa e a borboleta.*

— Vou dar um jantar na próxima semana — decidiu na hora. — Apenas alguns amigos. Minha secretária vai ligar para seu escritório para passar os detalhes. — Dando tapinhas na bochecha dele com sua mão cheia de anéis, Myra se afastou para encontrar um ponto estratégico para observar os próximos passos de Alan.

Ao ver Shelby se afastar do trio com quem conversava, Alan virou-se na direção dela. Quando estava perto, a primeira coisa que notou foi o perfume: não era floral, picante ou almiscarado, mas uma mistura provocante dos três. Parecia mais uma aura do que um perfume, e era inesquecível. Shelby se agachou em frente a uma cristaleira, o nariz quase apertado contra o vidro.

— Porcelana do século XVIII — murmurou, percebendo alguém atrás dela. — Esmaltes da "família verde". Espetacular, não é?

Alan olhou para a tigela que parecia fasciná-la, depois para o cabelo vermelho vívido.

— Certamente chama a atenção.

Ela olhou por cima do ombro e sorriu. Um sorriso tão impressionante e único quanto seu aroma.

— Olá.

— Olá — respondeu Alan, apertando a mão que lhe foi oferecida. Era forte e dura, um paradoxo com a aparência. Ele não quebrou o contato como normalmente teria feito, mas continuou a segurá-la pela mão enquanto ela sorria para ele.

— Eu me distraí no caminho... Você me faria um favor?

A sobrancelha de Alan levantou-se. Ela falava em uma mescla de educação universitária com o coloquial da rua.

— De que se trata?

— Simplesmente fique aqui. — Em um movimento rápido, ela contornou-o, tirou um prato do buffet e começou a servir-se. — Toda vez que eu começo a fazer isso, alguém me vê e impede. Perdi meu jantar. Pronto. — Satisfeita, ela cutucou o braço de Alan. — Vamos para o terraço. — Shelby deslizou ao redor da mesa e saiu pelas portas francesas.

O ar quente e o aroma dos primeiros lilases pairavam no ar. A luz do luar caía sobre a grama que havia sido aparada recentemente. Havia um antigo salgueiro cujos ramos novos mergulhavam na varanda. Com um suspiro de pura ganância sensual, Shelby enfiou um camarão gelado na boca.

— Eu não sei o que é isso — afirmou, estudando um minúsculo *hors-d'oeuvre*. — Prove e me diga. — Intrigado, Alan mordeu a comida que ela segurava.

— Uma massa folheada com patê ... e um toque de castanha.

— Hmm. Ok. — Shelby devorou o resto. — Eu sou Shelby — disse ela, colocando o prato sobre uma mesa de vidro e sentando-se em seguida.

— Eu sou Alan. — Um sorriso demorou em sua boca quando ele se sentou ao lado dela. *De onde veio essa mulher?*, perguntou-se. Alan percebeu que poderia passar o tempo descobrindo, e o ar da primavera era um alívio bem-vindo da fumaça do tabaco e das flores de estufa do salão. — Você vai dividir algo disso?

Shelby o estudou enquanto pensava. Ela o notara do outro lado da sala assim que começou a circular. Talvez porque ele era alto, com um corpo naturalmente atlético, o que era raro em uma festa de Washington. Ali, havia corpos cuidadosamente mantidos, do tipo que fazia exercícios três vezes por semana e praticava squash, mas o dele era longo e magro como o de um nadador, um que percorria grandes distâncias. Ele devia nadar contra a corrente com facilidade.

Seu rosto não era suave. Havia algumas marcas que complementavam seu perfil aristocrático e sua boca longa e fina. O nariz era ligeiramente fora de alinhamento, o que a agradava. O cabelo e olhos escuros a faziam pensar em um herói das irmãs Brontë: Heathcliff ou Rochester, não tinha certeza. Mas ele tinha um ar pensativo e melancólico, que lhe dava um ar tranquilo e ao mesmo tempo distraído. Os lábios de Shelby curvaram-se novamente.

— Certo. Acho que você fez por merecer. O que está bebendo?

Alan alcançou o prato.

— Uísque escocês, puro.

— Eu sabia que você seria um homem confiável. — Shelby tirou o copo dele e tomou um gole. Seus olhos sorriram sobre a borda do copo. A fraca brisa brincou com seu cabelo avermelhado. O luar e a luz das estrelas se adequavam a ela. Shelby pareceu, por um momento, como um elfo que poderia desaparecer repentinamente se quisesse.

— O que você está fazendo aqui? — perguntou a ela.

— Pressão materna. Já passou por isso?

O sorriso dele era irônico e atraente.

— Pressão *paterna* é minha especialidade.

— Imagino que seja bem parecido — Shelby decretou, falando de boca cheia. Engolindo, ela apoiou a bochecha na palma da mão. — Você mora em Alexandria?

— Não, Georgetown.

— Sério? Onde?

O luar brilhava nos olhos de Shelby, mostrando a Alan que eles eram os mais puros que já tinha visto.

— Na Rua P.

— Engraçado nunca termos nos encontrado no mercado. Minha loja fica a poucos quarteirões de lá.

— Você tem uma loja? — Vestidos diferentes e jaquetas de veludo, ele imaginou. Talvez joias.

— Sou ceramista. — Shelby empurrou o copo para a mesa.

— Uma ceramista... — Por impulso, Alan pegou a mão dela, virando-a para examiná-la. Pequena e estreita, dedos longos, com as unhas cortadas e sem esmalte. Ele gostava da sensação da mão dela junto à sua, e de como o pulso ficava sob a pesada pulseira de ouro. — Você é boa?

— Eu sou fantástica. — Era a primeira vez, até onde Shelby se lembrava, que teve que reprimir o desejo de quebrar o contato. Pensou que, se não o quebrasse, ele iria mantê-lo até que ela esquecesse que tinha outros lugares para ir. — Você não nasceu em Washington? — ela continuou, experimentando deixar sua mão ficar na dele. — Nova Inglaterra?

— Massachusetts. Muito bem. — Percebendo a leve resistência em sua mão, Alan manteve-a na dele, enquanto pegava outro *hors-d'oeuvre* e o oferecia.

— Ah, o vestígio de Harvard persiste — disse ela com um pequeno desdém na voz. Os olhos dele estreitaram levemente. — Não fez medicina — especulou enquanto deixava seus dedos entrelaçarem-se aos dele. Já estava se tornando uma sensação muito confortável. — Suas mãos não são suaves o suficiente para medicina.

Talvez uma das artes?, perguntou-se ela, novamente notando aquela expressão romântica em seus olhos. Um sonhador, ela suspeitava, um homem que tendia a pensar as coisas uma camada de cada vez antes de agir.

— Direito — afirmou ele, aceitando o estudo cuidadoso, bem como a fraca surpresa no rosto dela. — Desapontada?

— Surpresa. — A voz dele combinava com o mundo das leis, concluiu. Era suave e clara, com algo que poderia ser de drama ou humor. — Mas suponho que a imagem que tenho de um advogado seja suspeita. Meu advogado tem papadas e usa óculos de tartaruga. Você não acha que a lei tende a prejudicar muitas coisas comuns?

A sobrancelha dele levantou-se em total harmonia com o canto de sua boca.

— Como assassinato e desordem?

— Essas não são coisas comuns. Bem, talvez a parte da desordem... — corrigiu Shelby enquanto tomava outro gole. — Estou me referindo à interminável burocracia. Você sabe quantos formulários tenho que preencher apenas para vender minhas peças? Então, alguém tem que ler esses formulários, outra pessoa tem que arquivá-los e mais outra precisa enviar mais depois. Não seria mais simples apenas me permitir vender um vaso e ganhar a vida?

— Difícil quando você está lidando com milhões em impostos. — Alan esqueceu que não queria discutir enquanto brincava com o anel que ela usava no dedo mindinho. — Nem todos aceitariam manter um balanço de contas equilibrado, ninguém pagaria impostos e o pequeno empresário não teria maior proteção do que o consumidor.

— É difícil acreditar que preencher meu número da seguridade social em três vias resulta em tudo isso. — O toque dele movendo-se de uma forma meio amigável e meio sedutora sobre a pele dela a distraía bastante, mas quando sorriu, quando ele realmente sorriu, Shelby viu que Alan era o homem mais irresistível que já havia conhecido. Talvez fosse a sobriedade com toques de humor.

— Sempre há uma grande sobreposição entre a burocracia e a necessidade. — E ele perguntou-se, apenas por um momento, o que diabos estava fazendo tendo aquele tipo de conversa com uma mulher que parecia ter saído de um conto de fadas e seria o sonho de qualquer homem.

— A melhor coisa sobre as regras é a infinita variedade de formas para quebrá-las. — Shelby deu aquela risada que o atraiu pela primeira vez. — Acho que é por isso que você está no negócio.

Uma voz passou pela janela aberta; intensa, fria e autoritária.

— Nadonley pode ter posto o dedo na ferida das relações entre os Estados Unidos e Israel, mas ele não está fazendo muitos amigos com sua política atual.

— E a sua aparência de turista de classe econômica está ficando velha.

— Típico — murmurou Shelby, fazendo uma careta. — Roupas são tão políticas quanto crenças, provavelmente mais. Ternos escuros e camisa branca fazem um conservador. Mocassins e um suéter de caxemira, um liberal.

Ele já tinha ouvido aquela estranha arrogância ao comentarem sobre sua profissão antes, silenciosa ou barulhenta, dependendo da ocasião. Normalmente, Alan a ignorava. Desta vez, irritou-o.

— Você tende a simplificar, não é?

— Só com o que não tenho paciência — reconheceu ela descuidadamente. — A política tem sido um subproduto irritante da sociedade desde antes de Moisés ter debatido com Ramsés.

Alan começou a esboçar um sorriso novamente. Shelby ainda não o conhecia tão bem para perceber que ele gostava de desafiar. Pensar que quase tinha se rendido ao impulso de ficar em casa e passar uma noite tranquila com um livro.

— Você não gosta de políticos — supôs ele.

— É uma das poucas generalizações que tendo a fazer. Eles vêm em uma variedade de tipos: enfadonhos, fanáticos, famintos, trêmulos. Eu sempre achei assustador que um punhado de homens controle esse mundo estranho. Então... — Dando de ombros, ela afastou o prato. — Criei o hábito de fingir que realmente tenho controle sobre o meu próprio destino. — Ela se inclinou mais uma vez, gostando do modo como as sombras do salgueiro tocavam o rosto dele. Ficou tentada a tocar-lhe o rosto para senti-lo com os dedos. — Você quer entrar?

— Não. — Alan deixou o dedo dele passar ligeiramente pelo pulso dela e sentiu o aumento rápido e quase surpreendente da pulsação. — Eu não tinha ideia do quão entediado eu estava lá até sair.

O sorriso de Shelby foi instantâneo e brilhante.

— O mais alto dos elogios, declarado com maestria. Você não é irlandês, é?

Ele negou balançando a cabeça, perguntando-se qual seria o gosto daquela boca que parecia de uma fada.

— Escocês.

— Nossa, eu também! — disse ela, enquanto uma sensação de antecipação corria por sua pele. — Estou começando a pensar que é o destino, e eu nunca estive confortável com o destino.

— Por que você controla o seu próprio destino? — Rendendo-se a um impulso raro, ele levou os dedos dela aos lábios.

— Eu prefiro o lugar do motorista — concordou ela, mas deixou sua mão se demorar, agradando os dois. — A praticidade de um Campbell.

Desta vez, foi a vez de Alan rir com gosto.

— Às rixas antigas — disse, levantando o copo para ela. — Sem dúvida, nossos antepassados se engalfinharam aos lamentos de gaitas de fole. Eu sou do clã MacGregor.

Shelby sorriu.

— Meu avô me deixaria a pão e água por lhe dar atenção. Um maldito MacGregor. — O sorriso de Alan alargou-se enquanto o dela lentamente desapareceu. — Alan MacGregor... Senador de Massachusetts.

— Culpado.

Shelby suspirou enquanto se levantava.

— Uma pena.

Alan não largou a mão dela, mas ficou de pé para que seus corpos ficassem perto o suficiente para se encostar, para compartilhar a atração instantânea e confusa.

— Por que é uma pena?

— Eu poderia correr o risco de enfrentar a fúria do meu avô... — Shelby analisou o rosto dele mais uma vez, intrigada pelo batimento instável de seu próprio coração. — Sim, acredito que correria... mas não saio com políticos.

— Sério? — O olhar de Alan baixou para a boca dela e voltou a seus olhos. Ele não a havia convidado para um encontro. Ele entendeu, e não aprovou inteiramente, que ela era o tipo de mulher que o convidaria quando quisesse. — Essa é uma das regras de Shelby?

— Sim, uma das poucas.

A boca dela era tentadora: pequena, sem batom e levemente curvada, como se considerasse a coisa toda uma brincadeira entre eles. Sim, sua boca era tentadora, mas a diversão em seus olhos era um desafio. Em vez de fazer o óbvio, Alan levantou a mão de Shelby e apertou seus lábios no pulso, observando-a. Ele sentiu a aceleração instantânea da pulsação e viu uma cautela com um toque de calor em seus olhos.

— A melhor coisa sobre as regras — Alan citou suavemente, — é a infinita variedade de formas para quebrá-las.

— Você está me envenenando com meu próprio veneno — murmurou ela enquanto puxava sua mão. Era ridículo, Shelby disse a si mesma, ficar abalada por um gesto romântico e antiquado. Mas aqueles olhos castanho-escuros diziam que Alan tinha feito aquilo para agradar tanto a ela quanto a si mesmo.

— Bem, senador, foi um prazer. Tenho que voltar para a festa.

Alan deixou que ela quase chegasse à porta antes de falar.

— Eu vou te ver de novo, Shelby.

Ela parou, olhando por cima do ombro.

— É uma possibilidade.

— Uma certeza — corrigiu Alan.

Shelby estreitou os olhos por um momento. Ele estava perto da mesa de vidro, de costas para a lua, alto, sombrio e preparado para a ação. Seu rosto estava muito calmo, sua postura relaxada, mas tinha a sensação de que, se o provocasse, ele a alcançaria antes que pudesse respirar. Só isso a deixou tentada a arriscar. Shelby balançou levemente a cabeça, fazendo os cachos se mexerem. O meio sorriso que ele estava dando era irritante, especialmente porque isso a fazia querer devolver na mesma moeda. Sem dizer nada, ela abriu as portas e entrou.

Isso, disse a si mesma, *era o fim da história*. E ela quase acreditou.

Capítulo 2

Shelby tinha decidido contratar um assistente de meio período para a loja há quase dois anos para que pudesse fazer uma pausa durante o dia, ou tirar uma folga quando quisesse, ou passar vários dias seguidos apenas fabricando novas peças. Foi assim que conheceu Kyle, um poeta em apuros com horários flexíveis e um temperamento que combinava com o dela. Ele trabalhava regularmente para Shelby às quartas e sábados, e em horas esporádicas sempre que ela o chamava. Em troca, Shelby pagava bem e ouvia sua poesia. O primeiro alimentava o corpo dele, o segundo, sua alma.

Shelby costumava reservar os sábados para trabalhar na criação de novas peças, mas acharia bizarro se alguém a chamasse de disciplinada: ela ainda pensava que trabalhava porque queria, não por estar seguindo uma rotina. Nem ela percebia inteiramente o quanto estes tranquilos sábados em seu torno centravam sua vida.

Sua oficina ficava nos fundos da loja. Prateleiras resistentes alinhadas nas duas paredes laterais estavam lotadas de projetos que foram deixados de lado ou estavam esperando sua vez de ir ao forno. Havia fileiras e mais fileiras de cerâmicas esmaltadas com sua paleta de cores, não menos importante para ela do que para qualquer artista. Havia ferramentas: agulhas longas em madeira, escovas de formas variadas, cones para o fogo. Dominando a parede do fundo estava um grande forno, fechado naquele momento, com suas prateleiras cheias de cerâmica esmaltada e decorada da última fornada.

Como as aberturas de ventilação da fornalha estavam destampadas e a sala não era grande, a alta temperatura do forno mantinha o ambiente abafado. Shelby estava trabalhando em seu torno vestindo uma camiseta, shorts e um avental branco feito para protegê-la da maior parte dos respingos de barro.

As duas janelas da oficina davam para o beco, então Shelby podia ouvir um pouco do barulho da rua, movimentada nos fins de semana. Tendo o rádio ligado como única companhia, e com o cabelo preso atrás por uma tira de couro, ela curvou-se sobre o torno com a última bola de argila que pretendia trabalhar naquele dia.

Talvez ela gostasse mais desta parte de sua arte: pegar uma porção de argila e transformá-la no que sua imaginação e habilidade quisessem. Podia ser um vaso ou uma tigela, grosso ou fino, estriado ou liso. Podia ser uma urna que teria que esperar para que ela lhe adicionasse alças, ou um recipiente que um dia serviria chá de jasmim ou café quente. Possibilidades. Shelby sempre ficava fascinada com elas.

A criação do objeto, a adição de cor e formato, apelavam para diferentes partes diferente de sua natureza. Isso era o trabalho de finalização, um processo criativo, certamente, e rigoroso. Ela poderia ser generosa ou moderada com a cor escolhida, criando detalhes cuidadosos ou espirrando salpicos arrojados. Mas trabalhar a argila era mais primitivo e, portanto, mais desafiador.

Com as mãos nuas, ela moldava, cutucava, desenhava uma porção de argila sem forma como lhe desse na telha. Shelby havia percebido que as pessoas costumavam fazer isso umas às outras, e a seus filhos em particular. Ela não gostava da ideia e decidira focar esse aspecto de seu ego na argila: moldaria, achataria e remodelaria até que a massa se adequasse ao seu desejo. Shelby queria que as pessoas fossem menos maleáveis; moldes eram para os inanimados. Qualquer pessoa que se encaixe perfeitamente em um molde já está meio morta.

Shelby já havia tirado as bolhas de ar da argila, que estava úmida e fresca, cuidadosamente misturada para que ficasse com a consistência certa. Adicionou pedaços grosseiros de cerâmica quebrada, para aumentar a rigidez, e estava pronta para começar. O bastão umedecido estava esperando. Usando ambas as mãos, Shelby pressionou o barro enquanto a roda começava a girar. Ela segurou a terra suave e fresca firmemente nas mãos em concha até passá-la para o torno do jeito certo, permitindo-se sentir a forma que queria criar.

Absorvida, ela trabalhou com o rádio murmurando quase inaudível atrás de si. A roda cantarolava. A argila girava, sucumbindo à pressão de suas mãos, cedendo às exigências implacáveis de sua imaginação. Ela formou um anel de paredes grossas, pressionando o polegar no centro da bola. Depois, lentamente, puxou-o para cima entre o polegar e os dedos para formar um cilindro. Ela poderia deixá-lo reto em um prato, abri-lo em uma tigela ou, talvez, fechá-lo o em uma esfera, de acordo com seu próprio prazer.

Estava no controle e conduzindo. Suas mãos dominavam a argila com tanta certeza quanto sua criatividade a dominava. Sentiu a necessidade de algo simétrico, equilibrado. Em sua mente, havia uma imagem forte de masculinidade, algo com linhas simples e polidas e uma elegância discreta. Começou a abrir a argila, com as mãos hábeis e seguras, agora manchadas com o material avermelhado. Uma tigela tornou-se seu objetivo, profunda e com uma crista larga, ao longo das linhas de um *krater* romano, mas sem alças. A rotação e a pressão de suas mãos forçaram a parede de barro. A forma não estava mais apenas em sua mente enquanto moldava a argila por dentro e por fora.

Com mãos treinadas e olhos experientes, Shelby modelou a forma em proporção, afunilando-a para o caule da base, depois achatando-a. O tempo e a paciência que aplicava ali eram maiores do que em alguns outros aspectos de sua vida. Somente a energia a tocava por inteiro.

Shelby já podia imaginar o objeto finalizado em um verde-escuro como jade com traços leves, mas muito leves, de algo mais suave sob a superfície do esmalte. Sem decoração, ornamentos ou bordas dobradas. A tigela seria julgada apenas por seu formato e sua força.

Quando a forma estava completa, ela resistiu ao desejo de mexer. Cuidado de mais era tão perigoso quanto cuidado de menos. Desligando o torno, Shelby estudou a tigela com um olhar crítico antes de levá-la para a prateleira reservada para a secagem das peças. No dia seguinte, quando estivesse endurecida, a colocaria de volta no torno e usaria suas ferramentas para refiná-la, retirando qualquer argila indesejada. Sim, verde-jade, Shelby decidiu. E, com cuidado, poderia produzir os traços leves de suavidade sob o tom rico e arrojado.

Despreocupadamente, Shelby arqueou as costas, relaxando os nós em seu corpo que não havia notado enquanto a roda estava ligada. Um banho quente,

Shelby pensou, antes de ir com alguns amigos à pequena boate que abriu na Rua M. Com um suspiro de satisfação e cansaço, ela virou-se, e então ofegou.

— Isso foi uma aula e tanto. — Alan tirou as mãos dos bolsos e se aproximou. — Quando você começa uma peça já sabe o que quer fazer ou decide enquanto está trabalhando?

Shelby tirou a franja da frente dos olhos antes de responder. Não faria o óbvio, perguntando o que ele estava fazendo ali, ou como havia entrado.

— Isso depende. - Ergueu uma sobrancelha, um pouco surpresa ao ver Alan de jeans e casaco de moleton. O homem que conhecera na noite anterior parecia muito chique para usar roupas tão casuais, especialmente jeans branco já meio velho. Os tênis eram caros, mas não eram novos. Nem o relógio de ouro naquele braço sutilmente musculoso. A riqueza caía bem em Alan, e ele não parecia ser o tipo de homem que era descuidado com o dinheiro. Devia saber exatamente quanto tinha na conta bancária e o valor de mercado de cada ação que possuía — já Shelby, não podia dizer o mesmo.

Alan não se moveu enquanto era estudado. Havia se acostumado a estar sob os olhos do público para qualquer tipo de "dissecação". E, pensou, Shelby tinha direito de avaliá-lo, já que ele havia passado a última meia hora observando-a trabalhar.

— Suponho que devo dizer que estou surpresa em vê-lo aqui, senador? Pois realmente estou. — Um traço de diversão tocou sua boca. — Mas imagino que era exatamente isso que você pretendia.

Em reconhecimento, ele inclinou a cabeça.

— Você trabalha duro — comentou, olhando para as mãos dela revestidas de argila. — Sempre pensei que artistas deviam gastar tanta energia quanto atletas. Gosto da sua loja.

— Obrigada. — O elogio simples e genuíno a fez sorrir. — Você está procurando alguma coisa?

— De certa forma, sim. — Alan resistiu ao desejo de olhar para as pernas dela de novo. Elas eram muito mais longas do que imaginara. — Parece que cheguei na hora de fechar. Seu assistente pediu para dizer que ele trancou a loja.

— Oh. — Shelby olhou para as janelas notando como o dia passara rápido. Ela não tinha um relógio no local de trabalho. Usando o ombro, ela coçou uma de suas bochechas. A camiseta que vestia moveu-se sobre os seios pequenos e firmes. — Bem, um dos benefícios de ser dona do lugar é abrir ou fechar quando quiser. Você pode sair e dar uma olhada enquanto eu me limpo.

— Na verdade... — Ele segurou o cabelo de Shelby na mão como se estivesse testando seu peso. — Estava pensando mais em jantarmos juntos. Você não deve ter comido.

— Não, não comi — respondeu Shelby, embora não tivesse sido uma pergunta. — Mas não vamos jantar juntos, senador. Você tem interesse em um vaso de estilo oriental, ou um para plantas? – disse ela desviando do assunto.

Alan aproximou-se, desfrutando da autoconfiança absoluta de Shelby e da ideia de que seria capaz de provocá-la. Afinal, fora por isso que ele viera, não?, lembrou a si mesmo. Para devolver algumas das poucas e inteligentes cutucadas que ela dera sobre sua profissão e, portanto, sobre si mesmo.

— Nós podemos comer aqui — sugeriu ele, deixando a mão escorregar do cabelo para a nuca dela. — Não sou exigente.

— Alan... — Shelby deu um suspiro exagerado e fingiu que o prazer não se espalhava pelo seu corpo, a partir do ponto onde os dedos dele a tocavam. — Na sua profissão, você entende de política. Política estrangeira, política de orçamento, política de defesa. — Incapaz de resistir, Shelby relaxou um pouco ao toque dele. Todas as tensões em seus músculos desapareceram. — Eu lhe disse a minha na noite passada.

— Aham. — Quão esbelto era o pescoço dela, pensou Alan. E a pele era suave, e dava uma ideia de como seria por baixo daquele avental e da camiseta.

— Bem, então, não teremos problema. — Ele deve fazer algum trabalho manual, ela pensou fugazmente. Não eram as mãos de um engomadinho de escritório. Calculou o tom de sua voz para disfarçar a atração e a vulnerabilidade que acompanharam sua fala: — Você me parece um homem muito inteligente para precisar ouvir minhas regras novamente.

Com um leve movimento, Alan puxou Shelby em sua direção.

— É um procedimento padrão revisar políticas de tempos em tempos.

— Quando eu fizer isso, vou... — Para impedir a aproximação, Shelby colocou uma das mãos contra o peito de Alan. Na mesma hora, os dois se lembraram do estado das mãos dela e olharam para baixo. A gargalhada de Shelby fez Alan voltar a encará-la. — Você mereceu — disse ela, sorrindo. Os olhos femininos se iluminaram quando o humor aliviou os pontos de tensão. A camiseta dele ficou com uma mão estampada, bem no centro.

— Isso — continuou Shelby, estudando a mancha —, pode ser a próxima moda. Devemos patenteá-la rapidamente. Conhece alguém?

— Algumas pessoas. — Ele olhou para o próprio peito, depois para ela. Não se importava com um pouco de sujeira quando o trabalho exigia. — Seria uma grande quantidade de papelada.

— Você está certo. E como me recuso a preencher mais formulários do que os que já tenho, é melhor esquecer a ideia. — Afastando-se, ela começou a lavar as mãos e os braços em uma grande pia dupla. — Aqui, tire a camiseta — indicou a ele enquanto deixava a água continuar a correr. — É melhor você tirar a argila. — Sem esperar uma resposta, Shelby pegou uma toalha e, secando as mãos, foi verificar o forno.

Pela naturalidade do pedido, Alan se perguntou se era comum para Shelby ter homens seminus em sua loja.

— Você fez tudo que está aqui e na loja? — Alan olhou as prateleiras depois de tirar a camiseta. — Tudo aqui?

— Aham.

— Como você começou?

— Provavelmente com a argila que minha governanta me deu para me manter fora de problemas. Ainda assim, tive alguns problemas. — Ela acrescentou ao verificar as aberturas de ventilação. — Mas eu realmente gostei de mexer na argila. Nunca tive o mesmo sentimento com madeira ou pedra. — Shelby se inclinou para fazer um ajuste. Alan virou a cabeça a tempo de ver a camiseta dela levantada sobre o quadril. Sentiu um desejo forte e inesperado pulsar lá no fundo. — Como está a sua camiseta?

Distraído, Alan olhou de volta para onde a água molhava o algodão. Ficou surpreso ao perceber que seus batimentos cardíacos estavam descompassados. Teria que fazer algo sobre isso, decidiu. Um pouco de pensamento e reavaliação. Amanhã.

— Está tudo bem. — Depois de desligar a torneira, ele torceu a roupa para tirar o excesso de água. — Andar para casa seminu vai ser... interessante — refletiu Alan enquanto colocava a camiseta sobre a borda da pia.

Shelby lançou um olhar por sobre o ombro, mas a réplica que tinha em mente lhe escapou. Ele era magro o suficiente para que ela pudesse contar os ossos da costela, mas havia uma sensação de poder e resistência na largura de seu peito, nos ombros e na cintura aerodinâmica. O corpo dele fez com que Shelby esquecesse o de qualquer outro homem que já tivesse visto.

Ela percebeu, repentinamente, que o tempo todo pensara em Alan enquanto transformava a argila em uma tigela.

Shelby deixou que o primeiro fluxo de excitação passasse porque era tão doce quanto afiado. Então, lutou contra ele, transformando-o em uma palpitação distante e controlável.

— Você está em excelente forma — comentou ela levemente. — Deve chegar à Rua P em menos de três minutos caminhando em um bom ritmo.

— Shelby, esse comentário foi bem hostil.

— Pensei que seria grosseiro — corrigiu ela enquanto lutava contra um sorriso. — Acho que posso ser legal e colocar sua camiseta na secadora.

— Foi a sua argila...

— Foi o *seu* movimento. — Lembrou-o, mas pegou a camiseta úmida. — Tudo bem, vamos lá em cima. — Com uma das mãos, ela tirou o avental de trabalho, jogando-o de lado enquanto atravessava a porta. — Acho que você tem direito a uma bebida por conta da casa.

— Você é muito caridosa — murmurou Alan, seguindo-a pelas escadas.

— Minha fama de generosa me precede. — Shelby abriu a porta. — Se você quer uísque escocês, está por aí. — Apontado para um lado com um gesto vago, ela se dirigiu na direção oposta. — Se preferir café, a cozinha é à direita. Tem um coador no balcão e um pacote de café no armário ao lado da janela. — Com isso, ela desapareceu levando a camiseta dele.

Alan olhou ao redor. O interesse que sentia pela mulher só aumentou ao ver sua casa. Era uma mistura de cores que deveriam ter entrado em choque, mas acabaram em harmonia. Verdes corajosos, azuis vivos e algumas faixas de escarlate aqui e ali. Boêmio. Talvez *flamboyant* fosse uma palavra melhor. Qualquer um dos adjetivos se encaixava ao local e à mulher que morava lá. E tanto a mulher quanto a casa não combinavam com o estilo de vida ou o gosto de Alan.

Havia almofadas grandes e listradas amontoadas em um longo sofá sem braços. Uma enorme urna em pé, de um azul profundo com papoulas grandes e selvagens espalhadas pela superfície, apoiava uma samambaia. O tapete era um zigue-zague de cor sobre madeira nua.

Um papel de parede com motivos geométricos dominava um lado da sala, e deu a Alan a impressão de um incêndio florestal. Havia um par de sapatos de salto extremamente altos largado ao lado de uma cadeira ornamentada. Um hipopótamo verde de cerâmica de quase um metro de comprimento estava sentado do outro lado da sala.

Não era um espaço para contemplação silenciosa e noites preguiçosas, mas uma sala de ação, energia e demanda.

Alan voltou-se para a direção que Shelby indicara, mas parou quando viu o gato. Moshe estava deitado no braço de uma cadeira, observando-o desconfiado com seu olho bom. O gato não se moveu, e, por um momento, Alan achou que ele era tão inanimado quanto o hipopótamo. O tapa-olho deveria parecer ridículo, mas, como as cores da sala, ele simplesmente se adequava.

Acima do gato pendia uma gaiola redonda, onde havia um papagaio quase imóvel. Como Moshe, o pássaro observou Alan com uma mistura de suspeita e curiosidade. Balançando a cabeça para escapar de suas próprias fantasias, Alan caminhou até eles.

— Quer uma bebida? — perguntou ao gato e, então, com o toque de um especialista, coçou o queixo de Moshe. Os olhos do gato estreitaram-se com prazer.

— Bem, isso não deve levar mais de dez ou quinze minutos — anunciou Shelby ao voltar para a sala. Ela podia ouvir seu gato ronronar a dez metros de distância. — Então, conheceu meus colegas de quarto.

— Parece que sim. Por que o tapa-olho?

— Moshe Dayan perdeu um olho na guerra. Não gosta de falar sobre isso. — O tom de Shelby parecia muito descuidado para um humor deliberado, e Alan lhe dirigiu um olhar que ela não percebeu enquanto andava até o armário de bebidas. — Não sinto cheiro de café. Decidiu beber uísque?

— Acho que sim. O pássaro fala?

— Não disse uma palavra em dois anos. — Shelby encheu dois copos. — Foi quando Moshe veio viver conosco. Tia Emma é uma especialista em guardar rancor. Ele só bateu na gaiola dela uma vez.

— Tia Emma?

— "Não há lugar no mundo como a nossa casa", lembra?. "Siga a estrada de tijolos amarelos." Sempre pensei que a Tia Emma de Dorothy era o exemplo perfeito e autêntico de uma tia. Aqui está. — Andando até ele, Shelby ofereceu o copo.

— Obrigado. — A escolha dela dos nomes para seus animais de estimação era mais um indício que Shelby era o tipo de mulher que ele provavelmente nunca entenderia. — Há quanto tempo você mora aqui?

— Cerca de três anos. — Shelby deixou-se cair no sofá e cruzou as pernas. Na mesa de centro havia um par de tesouras laranja, um exemplar do *Washington Post* aberto na seção de quadrinhos, um único brinco reluzindo com safiras, uma pilha, provavelmente de dias, de correspondências fechadas e um exemplar de *Macbeth* bem surrado.

— Eu não me dei conta disso na noite passada — ele começou, sentando-se ao lado dela. — Robert Campbell era seu pai?

— Sim, você o conheceu?

— Só de ouvir falar. Eu ainda estava na faculdade quando ele foi morto. Conheci sua mãe, é claro. Ela é uma mulher encantadora.

— Sim, ela é. — Shelby tomou um gole. O uísque era escuro e suave. — Muitas vezes me pergunto por que ela nunca se candidatou. Mamãe sempre amou a vida política.

Ele sentiu um tom bem fraco de ressentimento. Isso era algo para explorar mais tarde, Alan decidiu. O tempo era, muitas vezes, o único motivo para o sucesso ou o fracasso em qualquer campanha.

— Você tem um irmão, não tem?

— Grant? — Por um momento, seu olhar passou pelo jornal. — Sim, na maior parte do tempo ele mantém distância de Washington. — Uma sirene soou do lado de fora da janela, ecoando e desaparecendo em seguida. — Prefere a relativa paz do Maine. — Um brilho de diversão atravessou o rosto dela, um segredo que intrigava Alan. Sua intuição lhe dizia que ele não saberia tão cedo do que isso se tratava. Então, a lógica lembrou que ele não tinha nenhum interesse nos segredos dela. — Nenhum de nós parece ter herdado a síndrome do servidor público.

— É assim que você chama? — Alan se mexeu no sofá. A almofada em suas costas era de um cetim frio. Imaginou que a pele dela teria o mesmo toque contra a dele.

— Não serve? Uma dedicação às massas, um fetiche para a papelada. Um gosto pelo poder.

Estava lá novamente, um traço de arrogância leve com desdém.

— Você não tem gosto pelo poder?

— Apenas na minha própria vida. Não gosto de interferir na vida de outras pessoas.

Alan brincou com a tira de couro no cabelo dela até afrouxar. Talvez ele tivesse ido discutir com ela, afinal. Shelby parecia forçá-lo a defender as coisas nas quais sempre acreditara. Por isso perguntou:

— Você acha que vivemos sem tocar a vida de outras pessoas? Como ondulações em um lago.

Shelby não disse nada enquanto seu cabelo caía livre. Fazia cócegas no pescoço, lembrando-lhe a sensação dos dedos de Alan. Percebeu que se sentar ao lado dele, com aqueles músculos magros, nus e tão acessíveis, era tão simples quanto imaginara que seria.

— Cabe a cada um de nós se afastar ou trabalhar isso à sua maneira — disse ela, por fim. — Bem, isso finaliza minha reflexão do dia. Vou ver se sua camiseta já secou.

Alan a segurou levemente pelos cabelos quando ela começou a se levantar. Shelby virou a cabeça para encontrar os olhos dele a encarando com intensidade.

— As ondulações nem começaram entre nós — afirmou ele calmamente. — Talvez seja melhor você começar a trabalhar com elas.

— Alan... — Shelby manteve sua voz suave e paciente enquanto a excitação passava por seu corpo. — Já lhe disse: *nada* começará entre nós. Não fique ofendido. Você é muito atraente, mas não estou interessada.

— Não? — Com a mão livre, ele a segurou pelo pulso. — Sua pulsação está acelerada.

A irritação de Shelby foi instantânea, refletida no repentino brilho em seus olhos e no levantar de seu queixo.

— Sempre fico feliz quando estimulo um ego. Agora, vou pegar sua camiseta.

— Estimule um pouco mais — sugeriu ele e puxou-a para perto. Um beijo, pensou, e ficaria satisfeito. Mulheres extravagantes e agressivas demais não faziam seu tipo, e sem sombra de dúvida Shelby era uma delas. Um beijo, pensou de novo, e ficaria plenamente satisfeito.

Shelby não esperava que Alan fosse tão persistente, tampouco esperava o desejo que sentiu quando a respiração dele chegou até seus lábios. Soltou um suspiro de desgosto com a esperança de irritá-lo. Então, o senador de Massachusetts queria tentar a sorte com uma artista, apenas para sair da rotina. Relaxando, Shelby inclinou o queixo. Tudo bem, então, decidiu. Ela lhe daria um beijo que o derrubaria no chão, antes de arrastá-lo e jogá-lo pela porta.

Mas ele não a beijou, apenas a encarou. Por que não estava sabendo lidar com Alan?, perguntou-se Shelby enquanto a boca dele abaixava lentamente. Por que não estava? A língua masculina traçou uma linha preguiçosa sobre os lábios dela, e Shelby não foi capaz de se perguntar mais nada. Não havia mais nada que pudesse fazer além de fechar os olhos e sentir.

Nunca conhecera alguém que tomava tanto cuidado com um beijo. A ponta da língua de Alan delineou e testou a plenitude da boca dela, bem devagar e com suavidade. Toda a sensação, toda a excitação, estava centrada ali. Como nunca tinha descoberto que uma boca poderia sentir tanta coisa? Como saberia que um beijo, que não era um beijo, a tornaria incapaz de se mover?

E então, Alan capturou-lhe o lábio inferior entre os dentes e a respiração dela começou a estremecer. Ele mordiscou e sugou até Shelby sentir uma resposta implacável do desejo dentro de si. Havia um ritmo; e Alan a estava guiando, e Shelby esquecera de resistir. O polegar de uma das mãos dele massageava o seu pulso, enquanto a outra mão tocava-lhe a nuca. Shelby sentia como se seu corpo cantarolasse em resposta ao prazer. Ainda assim, os lábios dele não tinham se pressionado contra os dela.

Shelby gemeu, um som baixo e gutural de exigência e rendição. Então, as bocas se tocaram completamente, passando de excitação para paixão no momento do contato.

Alan sabia que a boca dela seria assim: quente e ansiosa. Sabia que o corpo feminino seria assim contra o dele: macio e forte. Seria por isso que acordou pensando nela? Que se encontrou parado ao lado de sua loja no fim da tarde daquele sábado? Pela primeira vez em sua vida, Alan descobriu que os motivos não eram importantes. Eles estavam pressionados um ao outro, e isso era o suficiente nesse momento.

O cabelo de Shelby tinha aquele aroma indefinível que ele lembrava da festa. Alan mergulhou suas mãos nele como se tentasse fazer a fragrância penetrar em seus poros e aprofundou mais o beijo. As línguas se encontraram, ávidas e desesperadas, até que o sabor dela transformou-se em tudo o que ele já desejara. As almofadas sussurraram enquanto Alan a pressionava no sofá.

Shelby não esperava este tipo de paixão bruta e consumidora vindo de Alan. Ela esperava uma sedução com todas as etapas tradicionais, algo a que ela poderia resistir ou se evadir. Mas não havia como resistir a uma necessidade que tão rapidamente encontrou e tocou a sua. Não havia como escapar de uma paixão que já a capturara. Ela passou as mãos pelas costas nuas de Alan e gemeu quando a sensação de tocá-lo acendeu novos focos de incêndio em seu corpo.

Isso era algo muito firme para ser moldado, muito duro para ser mudado. O homem havia se desenhado como quisera. Shelby sabia disso instintivamente e sentiu o desejo aumentar por esse motivo. E Shelby percebeu que estava ficando muito mole e flexível com o desejo; ficou com medo de que Alan já estivesse modelando a sua forma com apenas um beijo.

— Alan... — Ela reuniu suas forças para resistir enquanto cada poro, cada célula, estava implorando para que se rendesse. — Já basta...

— Ainda não — corrigiu ele, prendendo-a para que não se soltasse.

Alan estava levando-a para as profundezas novamente, onde ela não teria controle sobre o momento, ou sobre o que poderia acontecer.

— Alan. — Ela recuou o suficiente para ver seu rosto. — Eu quero que você pare. — A respiração dela estava instável, e os olhos estavam escuros de desejo, mas a resistência em seu corpo era muito real. Alan sentiu uma raiva repentina, que controlou habilmente, e uma forte pontada de desejo, com a qual teve mais problemas.

— Tudo bem. — Ele soltou-a. — Por que paramos?

Era raro que Shelby tivesse que se obrigar a fazer algo tão natural como simplesmente relaxar. Mesmo depois de conseguir, permaneceu sentindo uma ligeira tensão no pescoço.

— Você beija muito bem... — afirmou com uma casualidade forçada.

— Para um político?

Shelby soltou um pequeno suspiro e levantou-se. Maldito seja ele por saber onde dar o golpe e por conseguir fazer isso com tanta facilidade. Vaidoso, Shelby disse a si mesma. Vaidoso, presunçoso e egoísta.

O apartamento estava quase escuro. Ela acendeu uma luz, surpresa por ter passado tanto tempo, quando tudo aconteceu tão rápido.

— Alan…

Shelby juntou as mãos em um movimento que costumava fazer quando decidia ser paciente.

— Você não respondeu minha pergunta — insistiu ele, e relaxou contra as almofadas, que trouxeram lembranças da pele dela.

— Talvez eu não tenha sido clara o suficiente. — Shelby lutou contra o desejo de dizer algo que apagasse o olhar levemente interessado de Alan. *O maldito é inteligente*, pensou de má vontade, *com palavras e expressões*. Ela gostaria de discutir com ele novamente quando seu coração não estivesse tão descompassado. — Eu quis dizer tudo o que disse na noite passada.

— Eu também. — Ele inclinou a cabeça como para estudá-la de um novo ângulo. — Mas talvez, como sua papagaia, você seja uma especialista em guardar rancor.

Quando ela se endureceu, as mãos se separaram.

— Não provoque.

— Eu geralmente não provoco feridas antigas. — A dor estava lá; ele viu. E uma raiva que estava bem enraizada. Era difícil lembrar que a conhecia por menos de um dia e que não tinha o direito de intrometer-se ou esperar algo. — Me desculpe — acrescentou enquanto se levantava.

A rigidez de Shelby desapareceu com as desculpas. Alan tinha uma maneira de dizer coisas simples com autenticidade, pensou Shelby, e achou que gostava dele por isso — se não fosse por mais nada.

— Está tudo bem. — Shelby atravessou a sala e voltou momentos depois com a camiseta. — Parece nova — prometeu, enquanto a atirava para ele. — Bem, foi um prazer. Não vou mais te prender aqui.

Ele teve que sorrir.

— Estou sendo levado até a porta?

Sem se preocupar em disfarçar um sorriso, ela deu um suspiro simulado.

— Eu sempre fui óbvia demais. Boa noite, senador. Cuidado ao atravessar a rua. — Ela abriu a porta lateral que levava à escada exterior.

Alan vestiu a camiseta antes de se aproximar. Ele sempre pensou que seu irmão, Caine, era o único da família incapaz de aceitar um não com uma simples reverência. Talvez estivesse errado, pensou, e essa fosse uma característica básica de um MacGregor.

— Um escocês pode ser teimoso — comentou ele quando parou ao lado de Shelby.

— Eu sou uma Campbell. Quem saberia melhor? — Shelby abriu a porta um pouco mais.

— Então, nós dois sabemos com o que estamos lidando. — Ele a segurou pelo queixo enquanto lhe deu um último beijo que deixou uma sensação de ameaça. — Até a próxima.

Shelby fechou a porta e ficou encostada contra ela por um instante. Alan seria um problema, ela se deu conta. Alan MacGregor seria um problema muito sério.

Capítulo 3

Estava agitado para uma segunda-feira de manhã. Às 11h, Shelby já havia vendido várias peças, incluindo três que tinha retirado do forno na noite anterior. Quando os clientes diminuíram, ela sentou atrás do balcão, colocando fios em uma luminária que tinha feito na forma de uma ânfora grega. Ficar apenas sentada durante o tempo ocioso era impossível para ela. Limpar ou mexer nas vitrines a teria matado de tédio. Deixava essas coisas para Kyle, para a satisfação dele. Como estava quente, manteve a porta da loja aberta. Shelby sabia que era mais tentador entrar por uma porta aberta do que abrir uma fechada.

A primavera chegou, com o som único dos carros que passavam sobre os paralelepípedos da rua. Havia um fluxo constante de visitantes que não compravam nada. Shelby não se importava. Eles eram companhia, além de potenciais compradores. A mulher que levava um poodle bem cuidado e vestido com um suéter tricotado era uma visão interessante. O adolescente inquieto que entrou para vasculhar a loja lhe deu uma chance de falar sobre os problemas da juventude e do desemprego. Shelby contratou-o para lavar as janelas. Enquanto ajeitava os fios na luminária, o garoto passava um rodo no vidro pelo lado de fora, e um rádio portátil tocava música perto de seus pés. Ela apreciou o som que se misturou com as conversas casuais dos transeuntes.

Você viu o preço desse vestido?

Se ele não me ligar esta noite, eu vou...

...notas da aula sobre a Alemanha pré-Hitler.

Às vezes, Shelby terminava as conversas em sua cabeça enquanto trabalhava. Estava subindo o fio no interior da lâmpada quando Myra Ditmeyer entrou. Ela usava uma roupa vermelho-vivo que combinava com o tom de seu batom. O seu poderoso perfume encheu a pequena loja.

— Muito bem, Shelby! Sempre mantendo as mãos inteligentes ocupadas.

Com um sorriso de puro prazer, Shelby se inclinou sobre o balcão para beijar a bochecha de Myra. Na opinião de Shelby, para fofocas ácidas ou diversão pura, não havia ninguém melhor do que Myra.

— Pensei que você estaria em casa planejando todas as coisas maravilhosas que vou comer esta noite — provocou Shelby.

— Ah, minha querida, isso já está resolvido. — Myra colocou sua bolsa de couro de jacaré no balcão. — O cozinheiro está em um surto criativo neste exato momento.

— Sempre amei comer na sua casa. — Shelby puxou o fio através da parte superior da lâmpada. — Nada de refeições mesquinhas ou molhos não comestíveis disfarçados de exóticos. — Sem perceber, bateu o pé ao ritmo da música que vinha do rádio. — Você disse que mamãe também vai.

— Sim, com o embaixador Dilleneau.

— Ah, sim. O francês com as orelhas de abano.

— Isso é coisa que se diga de um diplomata?

— Ela está saindo com ele faz um tempo... — disse Shelby de forma casual. — Será que vou ganhar um padrasto gaulês?

— Poderia ser pior — observou Myra.

— Mmm. Então, me diga, Myra... — Shelby enrolou a luminária ao cabo com algumas voltas hábeis. — Quem você arranjou para mim esta noite?

— "Arranjou"... — repetiu Myra, enrugando o nariz. — Que palavra tão pouco romântica.

— Desculpa. Que tal: Quem você planeja acertar com suas flechas de Cupido?

— Ainda não é nada romântico quando você está sendo irônica. — Myra viu Shelby rosquear uma lâmpada. — De qualquer forma, acho que você vai se surpreender. Você sempre gostou de surpresas.

— Eu prefiro dá-las a recebê-las.

— Sei bem disso. Quantos anos você tinha? Oito, se me recordo bem, quando você e Grant surpreenderam uma pequena reunião no salão de sua mãe, cheia de pessoas bem importantes, com caricaturas desconfortavelmente precisas dos ministros.

— Foi ideia de Grant — afirmou Shelby, com uma pontada de arrependimento por não ter tido a ideia primeiro. — Papai riu por dias.

— Ele tinha um senso de humor único.

— E pelo que *eu* me lembro, você ofereceu a Grant dois mil pela caricatura do secretário de Estado.

— E o canalha não me vendeu. Nossa... — ela pensou. — Quanto a caricatura valeria agora?

— Dependeria do nome com que ele assinou, não é?

— Como está Grant? Não o vejo desde o Natal.

— O mesmo. Brilhante e mal-humorado. — Um riso passou por suas palavras. — Protegendo sua fortaleza e seu anonimato. Acho que vou até lá incomodá-lo por algumas semanas neste verão.

— Um jovem tão lindo... Que desperdício para ele se isolar na costa.

— É o que ele quer — disse Shelby, simplesmente. — Por enquanto.

— Com licença?

As duas olharam para a porta, onde estava um jovem com uniforme de mensageiro. Shelby olhou para a cesta sobre seu braço.

— Posso ajudar?

— Shelby Campbell?

— Sim, eu sou Shelby.

Ele caminhou até o balcão, deslizando a cesta que levava no braço para a mão.

— Entrega para você, senhorita Campbell.

— Obrigada. — Rapidamente, ela alcançou a gaveta de dinheiro para uma gorjeta. — De quem é?

— O cartão está dentro — indicou ele, embolando a nota. — Obrigado.

Ela entrou no modo detetive. Shelby era conhecida por analisar e apalpar pacotes na manhã de Natal durante vinte minutos antes de desembrulhar os presentes. Havia inúmeras possibilidades no desconhecido. Ela inclinou o pacote de um lado para o outro, olhou para ele, então colocou o queixo sobre as duas mãos e o encarou.

— Ora, vamos, Shelby! — disse Myra com impaciência. — Abra logo. Estou morrendo de curiosidade.

— Em um minuto — murmurou Shelby. — Pode ser... um piquenique. Quem me enviaria um piquenique? Ou um cachorrinho. — Ela encostou a orelha no pacote. — Muito quieto para um cachorrinho. E cheira como... — Ao fechar os olhos, ela respirou profundamente. — Engraçado. Quem me enviaria... — Abriu a tampa. — Morangos?

A cesta estava cheia deles, gordos, suculentos e vermelhos. O cheiro trazia lembranças do campo aquecido pelo sol de onde eles haviam sido arrancados. Shelby ergueu um e segurou-o sob o nariz, sentindo o aroma.

— Maravilhoso. Realmente maravilhoso.

Myra puxou um para fora e mordeu-o bem ao meio.

— Mmm. — Ela colocou o resto na boca. — Você não vai ler o cartão?

Ainda segurando o morango, Shelby levantou o envelope branco liso, equilibrando-o na palma da mão como se estivesse testando seu peso. Virou-o, segurou-o em direção à luz e depois virou-o novamente.

— Shelby!

— Tá bom! — Ela abriu o selo e tirou o cartão.

Shelby,
Eles me fizeram pensar em você.
Alan

Observando-a com cuidado, Myra viu surpresa, prazer e algo que não era nem arrependimento ou cautela, mas um pouco de cada.

— Alguém que eu conheço? — perguntou secamente quando Shelby não falou nada.

— Oi? — Shelby olhou para cima, então sacudiu a cabeça. — Sim, acho que você conhece. — Mas ela deslizou o cartão de volta ao envelope sem dizer. — Myra — e o nome saiu em um longo suspiro —, acho que me meti em problemas.

— Ótimo. — Ela deu a Shelby um sorriso presunçoso e um aceno de cabeça. — Já estava na hora. Gostaria que eu deixasse meu cozinheiro louco e adicionasse outro nome à minha lista para o jantar esta noite?

A ideia era tentadora, e Shelby quase concordou antes de se deter:

— Não. Não acho que seria sábio.

— Somente os jovens pensam que sabem alguma coisa sobre sabedoria — afirmou Myra. — Muito bem, então. Vejo você às sete. — Ela escolheu outro morango antes de pegar sua bolsa. — Ah, e Shelby, embrulhe essa lâmpada e leve-a com você. Basta colocá-la na minha conta.

Teria que ligar para ele, disse Shelby a si mesma quando estava sozinha. Maldito seja! Teria que ligar e agradecer. Mordeu um morango, e o suco e a doçura explodiram em sua boca, um gosto sensual; parte sol, parte terra. E ela lembrou-se de como o gosto de Alan havia explodido dentro de sua boca noites antes.

Por que ele não enviara algo comum, como rosas? Flores que ela poderia ter deixado de lado e esquecido. Ela olhou para baixo, a cesta cheia de morangos vermelhos, reluzentes, e implorando para serem provados. Como lidar com um homem que enviava uma cesta de morangos em uma manhã de primavera?

Alan sabia disso, é claro, ela se deu conta de repente. Um homem como ele seria um juiz rápido e inteligente para analisar as pessoas. Sentiu vibrações simultâneas de aborrecimento e admiração. Ela não gostava de ser lida com tanta facilidade, mas... não podia deixar de respeitar alguém que conseguisse fazer isso.

Deixando a tampa aberta, Shelby alcançou o telefone.

Alan calculou que tinha entre quinze e vinte minutos antes que o Senado fosse chamado de volta ao salão. Ele usaria esse tempo para rever os cortes propostos no orçamento. Havia um deficit que chegava perto de incômodos duzentos bilhões, e essa situação tinha que ser resolvida, mas Alan considerava inaceitáveis os cortes propostos na educação. O Congresso já havia rejeitado parte das alterações propostas nas despesas domésticas, e ele sentiu que teria apoio suficiente para influenciar uma modificação no corte na educação.

No entanto, havia mais em sua mente do que deficit e orçamentos. Embora estivessem na primavera que antecedia um ano eleitoral, Alan havia sido abordado pelo líder do Senado. Fora cuidadosamente analisado por alguém que era um especialista em falar muito e não dizer nada. Não foi difícil para Alan concluir que estava sendo considerado a esperança do partido para a próxima década. Mas ele realmente queria chegar ao topo?

Alan pensou sobre o assunto, ele não era tolo ou sem ambição. Ainda assim, acreditava que se decidisse tentar uma eleição para presidente, seria em mais quinze, talvez vinte anos. A possibilidade de fazer tal movimento antecipadamente, por urgência de seu partido, era algo que teria que pensar com muita calma.

No entanto, na opinião do pai de Alan, nunca houvera qualquer dúvida de que seu filho mais velho se candidataria a presidente e venceria. Daniel MacGregor gostava de pensar que ainda segurava as cordas que guiavam a vida de seus descendentes. Às vezes, os filhos lhe davam o gosto dessas ilusões. Alan ainda podia lembrar do anúncio da gravidez de sua irmã no inverno passado. A atenção de Daniel estava centrada nisso e no casamento de seu irmão, Caine, o que contribuiu para que a pressão sobre os ombros de Alan aliviasse um pouco. Por enquanto, pensou ironicamente. Não demoraria muito para receber um dos famosos telefonemas de seu pai.

Sua mãe sente sua falta. Ela se preocupa com você. Quando vem nos visitar? Por que ainda não está casado? Sua irmã não pode continuar a linhagem sozinha, você sabe.

Estava simplificando demais, pensou Alan com um sorriso. Mas essa seria a essência da chamada. Estranhamente, ele sempre fora capaz de ignorar os pontos de vista do pai sobre casamento e filhos. Mas agora...

Por que uma mulher que conhecera há apenas alguns dias o fazia pensar em casamento? As pessoas não se casavam, por livre e espontânea vontade, com alguém que não conheciam. Ela nem era o tipo de mulher que costumava atraí-lo. Não era linda e refinada. Shelby seria muito exigente, e não seria uma anfitriã ideal para os jantares elegantes do governo. Não seria graciosa, muito menos discreta. E, Alan acrescentou com um pequeno sorriso, nem sequer queria jantar com ele.

Um desafio. Isso ela já era, e ele sempre gostara de vencer um desafio. Mas não era apenas isso. Ela também era um mistério, e ele sempre gostou de resolvê-los, passo a passo. Mas também não parava por aí. Ela tinha a grandeza da juventude, a habilidade de uma artista e um toque de rebeldia. Tinha uma paixão que fervia em vez de queimar, e olhos calmos como uma noite nublada. Tinha uma boca de criança, o fascínio de uma mulher e uma mente que nunca aderia à estrutura lógica de “um passo por vez”. A química entre eles era absurdamente errada. Mas mesmo assim...

E mesmo assim, aos 35, Alan de repente acreditava que havia um fenômeno como o amor à primeira vista. Por isso, utilizaria sua paciência e tenacidade contra o brilho e a energia de Shelby para que saísse vencedor no final. Isto é, se fosse possível haver um vencedor na mistura entre o óleo e a água.

O telefone tocou a seu lado, e Alan o ignorou até lembrar que sua secretária não estava no escritório externo. Levemente irritado, apertou o botão piscando e respondeu:

— Senador MacGregor.

— Obrigada.

Seus lábios se curvaram em um sorriso quando ele se recostou na cadeira:

— De nada. Estavam gostosos?

Shelby levou mais um morango à boca e mordiscou-o.

— Muito. Minha loja cheira como uma plantação de morangos. Que droga, Alan! — disse ela com um suspiro exasperado. — Os morangos são golpe baixo. Você deveria lutar com orquídeas ou diamantes. Eu poderia ter lidado muito bem com um diamante enorme ou cinco dúzias de orquídeas africanas.

Alan bateu a caneta que estava usando na pilha de papéis em sua mesa.

— Vou tratar de nunca lhe dar nenhum dos dois. Quando você vai me ver, Shelby?

Ela ficou em silêncio por um momento, dividida e tentada. Ridículo, pensou, balançando a cabeça. Só porque ele mostrava que podia ser um pouco excêntrico sob o protocolo político não era motivo para deixar de lado uma crença da vida inteira.

— Alan, simplesmente não vai funcionar. Estou salvando nós dois de um problema ao dizer não.

— Você não parece ser o tipo de pessoa que evita problemas.

— Talvez não. Estou fazendo uma exceção no seu caso. No futuro, quando você tiver dez netos e bursite, vai me agradecer.

— Tenho que esperar tudo isso para você jantar comigo?

Ela riu, amaldiçoando-o ao mesmo tempo.

— Eu realmente gosto de você. — Ele ouviu outro rápido som de frustração. — Droga, Alan! Não seja tão charmoso. Vamos acabar pisando em ovos, e eu não vou aguentar se eles começarem a quebrar sob mim novamente.

Alan começou a falar, mas ouviu o sinal, os zumbidos e as luzes que avisavam a chamada de quórum.

— Shelby, eu tenho que ir. Vamos conversar mais sobre isso depois.

— Não. — Sua voz era firme, enquanto ela se culpava por dizer mais do que tinha pretendido. — Odeio me repetir. É chato. Basta considerar que fiz um favor para você. Adeus, Alan.

Shelby desligou o telefone, depois fechou a cesta de morangos. Deus do céu, ela se perguntou, como ele conseguia afetá-la depois de tão pouco tempo?

Enquanto se arrumava para o jantar de Myra, Shelby ouvia um filme antigo de Bogart. Ela apenas escutava, porque a tela da televisão havia parado de funcionar há duas semanas. Naquele momento, estava encantada — era como ter um rádio grande e bastante caro que exigia muito mais imaginação do que uma tela colorida de vinte polegadas.

Enquanto Bogey falava com sua voz cansada e dura, ela deslizou o colete de contas pequenas sobre a camisa de renda frisada.

Shelby tinha deixado de lado o humor incerto da tarde. Costumava acreditar que, se não admitisse que estava chateada ou deprimida, simplesmente não se sentiria assim. De qualquer forma, tinha certeza de que agora conseguira passar sua mensagem, e que a terceira recusa faria Alan MacGregor entender a situação.

Disse a si mesma que não ficaria triste por não ter mais cestas de morangos ou surpresas. Quando ela não acreditava em algo, ninguém seria capaz de fazê-la mudar de ideia.

Calçou um par de sapatos de noite num estilo antigo, que tinham mais salto do que couro, enquanto colocava alguns itens essenciais em sua bolsa: chaves, um batom bem usado e meio pacote de balas.

— Você vai ficar em casa hoje à noite, Moshe? — perguntou ao passar pelo gato, que se debruçava na cama. Quando ele apenas abriu o olho em reconhecimento, ela saiu da sala. — Ok, não espere por mim. — Shelby deixou a bolsa cair sobre a caixa com a luminária de Myra e preparou-se para pegar as duas quando alguém bateu na porta. — Você está esperando alguém? — indagou à Tia Emma. A papagaia apenas balançou as asas, despreocupada. Levantando a caixa, Shelby abriu a porta.

Prazer. Reconheceu uma mistura de prazer e aborrecimento quando viu Alan:

— Outra visita de vizinho? — questionou, plantando-se na entrada da porta. Reparou na gravata de seda e no terno escuro. — Você não parece vestido para uma caminhada.

O sarcasmo não o preocupou, ele tinha visto o rápido brilho de prazer nos desprotegidos olhos dela.

— Como funcionário público, sinto a obrigação de conservar nossos recursos naturais e proteger o meio ambiente. — Levantando o braço, colocou um minúsculo ramo de flores nos cabelos de Shelby. — Vou te dar uma carona ao jantar dos Ditmeyer.

Shelby sentiu o aroma das flores flutuando logo acima da orelha direita. Tinha vontade de levantar a mão e tocar as pequenas flores. Quando ficara tão vulnerável ao charme dele?, aborreceu-se consigo mesma.

— Você está indo para a pequena... reunião de Myra?

— Sim. Você está pronta?

Shelby estreitou os olhos, tentando descobrir como Myra poderia ter adivinhado o nome do remetente dos morangos.

— Quando ela te convidou?

— Oi? — Ele estava distraído pelo modo como um fino laço estava atado no pescoço dela. — Semana passada, na festa dos Write.

Algumas das suspeitas diminuíram. Talvez fosse só coincidência, afinal.

— Bem, obrigada pela oferta, senador, mas vou com meu próprio carro. Vejo você perto dos canapés.

— Então, vou com você — disse amigavelmente. — Não queremos colocar mais monóxido de carbono no ar do que o necessário, não é? Posso carregar essa caixa para você?

Shelby segurou a embalagem com mais força enquanto sua firmeza em outras áreas começava a afrouxar. Era aquele maldito sorriso e aqueles olhos pensativos, notou. Eles faziam com que uma mulher se sentisse como a única a receber tal atenção.

— Alan... — ela começou, intrigada com sua persistência. — O que é isso?

— Isso... — Ele se inclinou e tomou sua boca com a dele, permanecendo até que os dedos de Shelby ameaçaram rasgar buracos na caixa de papelão que segurava. — É o que os nossos antepassados teriam chamado de cerco —

finalizou suavemente. — E os MacGregor são notoriamente bem-sucedidos nesse quesito.

A respiração dela estremeceu para fundir-se com a dele.

— Você também não é ruim no combate corpo a corpo — observou Shelby.

Ele riu. Beijaria-a novamente se ela não tivesse conseguido dar um passo para trás.

— Tudo bem. — Shelby enfiou a caixa nos braços em um movimento estratégico. — Vamos dividir um carro. Não quero ser condenada por poluir o ar. Você dirige — decidiu, com um súbito sorriso de mudança de humor. — Assim eu posso tomar um copo de vinho extra no jantar.

— Você deixou sua TV ligada — comentou Alan afastando-se para deixá-la passar.

— Está tudo bem. Está quebrada mesmo. — Shelby desceu os degraus, despreocupada com seus frágeis saltos e a possível queda acentuada. O sol estava quase se pondo, enviando riscos selvagens de vermelho para um céu escurecido e sóbrio. Shelby riu, voltando-se para Alan quando chegaram ao beco estreito. — Carona... até parece! Isso ainda não é um encontro, MacGregor. Chamaremos isso de... um acordo de trânsito civilizado. Isso parece burocrático o bastante. E eu gosto do seu carro — acrescentou, dando tapinhas no capô da Mercedes. — Muito sensato.

Alan abriu o porta-malas e colocou a caixa dentro, olhando de volta para Shelby ao fechar a porta.

— Você tem uma maneira muito peculiar de insultar alguém.

Ela riu.

— Droga, Alan! Eu gosto de você. — Jogando os braços ao redor de seu pescoço, lhe deu um abraço amigável que enviou tremores de desejo pelo corpo de Alan. — Eu realmente gosto de você — repetiu, inclinando a cabeça com um sorriso que iluminou todo o rosto. — Eu provavelmente poderia ter dito isso a vários outros homens que nunca teriam percebido que eu estava os insultando.

— Então... — As mãos dele acomodaram-se em seus quadris. — Ganho pontos pela percepção.

— E por algumas outras coisas. — Quando seu olhar escorregou para a boca de Alan, ela sentiu a força do desejo enfraquecer todas as suas lembranças e promessas. — Vou me arrepender, mas quero te beijar novamente. Aqui, enquanto a noite começa. — Os olhos de Shelby se voltaram para ele, ainda sorrindo, mas com uma expectativa que Alan sabia que não tinha nada a ver com rendição. — Sempre achei que é possível fazer coisas loucas ao entardecer sem quaisquer consequências.

Apertando os braços ao redor do pescoço de Alan, Shelby pressionou a boca contra a dele.

Alan teve cuidado, muito cuidado, para não ceder ao desejo urgente de puxá-la para mais perto. Desta vez, a deixaria guiá-lo aonde queria que os dois chegassem.

A luz estava desaparecendo suavemente. Havia uma buzina impaciente da rua ao longe. A janela do apartamento do outro lado do beco exalava um cheiro perfumado de molho de espaguete e o som de um blues antigo. Aproximando-se, Shelby sentiu a batida rápida do coração de Alan contra a sua própria.

O gosto dele era o mesmo sabor do qual se lembrava. Shelby tinha dificuldades em acreditar que vivera tanto tempo sem conhecer aquele sabor. Parecia ainda menos possível que ela conseguisse viver sem isso agora. Ou sem a sensação dos braços firmes e fortes em torno dela, do corpo firme que transmitia segurança e perigo ao mesmo tempo.

Ele saberia como protegê-la se algo a ameaçasse, mas também saberia como levá-la à beira de um abismo que Shelby havia sabiamente evitado. E ela estava muito consciente de que Alan poderia levá-la ao limite.

No entanto, sua boca era tão tentadora e seu gosto tão atraente. E o anoitecer ainda atrasava a chegada do céu noturno. Ela se entregou mais do que deveria, mas não pelo tempo que desejava.

— Alan... — Ele sentiu seu nome ser formado contra seus lábios antes que Shelby se afastasse. Seus olhares se mantiveram unidos por um momento enquanto os braços de ambos apertavam os seus corpos. Havia força no rosto dele, um rosto no qual ela podia confiar. Mas havia muito entre eles. — É melhor irmos — murmurou Shelby. — Está quase escuro.

A casa dos Ditmeyer estava iluminada, embora ainda houvesse alguma cor no céu a oeste. Shelby viu o imenso conjunto de flores nas rochas do jardim quando saiu do carro. Quando vislumbrou a placa diplomática em um dos carros, descobriu que sua mãe já estava lá.

— Você conhece o embaixador Dilleneau? — Shelby ofereceu sua mão a Alan enquanto caminhavam.

— Um pouco.

— Ele está apaixonado por minha mãe. — Shelby afastou a franja dos olhos quando se virou para ele. — Os homens costumam se apaixonar por ela, mas acho que desta vez é recíproco.

— Isso te diverte? — Olhando-a, Alan apertou a campainha.

— Um pouco — admitiu. — É fofo. Ela cora — Shelby acrescentou com uma risada rápida. — É uma sensação muito estranha para uma filha ver a mãe corar por um homem.

— Você não o faria? — Alan passou um polegar sobre a bochecha de Shelby, e ela esqueceu completamente a mãe.

— Não faria o quê?

— Corar — disse ele suavemente, passando o dedo por seu rosto. — Por um homem.

— Uma vez. Eu tinha doze anos e ele tinha trinta e dois anos. — Shelby tinha que falar... apenas continuar falando para lembrar-se de quem era. — Ele, hmm, foi consertar o aquecedor de água.

— Como ele te fez corar?

— Ele sorriu para mim. Ele tinha um dente lascado. Achei muito sexy.

Rindo, Alan a beijou quando Myra abriu a porta.

— Ora, ora. — Ela não se deu ao trabalho de disfarçar um sorriso satisfeito. — Boa noite. Vejo que vocês dois já se conheceram.

— O que a faz pensar isso? — respondeu bruscamente Shelby quando entrou.

Myra olhou de um para o outro:

— Sinto cheiro de morangos? — perguntou docemente.

— Sua luminária. — Shelby deu um olhar suave e indicou a caixa que Alan carregava. — Onde você quer que eu a deixe?

— Pode deixá-la ali, Alan. Como é bom ter apenas alguns amigos — Myra continuou enquanto enganchava um braço em cada um deles. — As fofocas são muito mais íntimas dessa maneira. Herbert, sirva mais dois daqueles aperitivos maravilhosos. Vocês precisam experimentar —

acrescentou a Shelby e Alan. — Acabei de descobrir um maravilhoso licor de blackberry.

— Herbert. — Shelby aproximou-se do juiz e deu-lhe um beijo estridente. — Você saiu para velejar de novo. — Ela sorriu para o nariz queimado de sol. — Quando vamos praticar windsurf na praia?

— A criança quase me faz acreditar que eu poderia fazê-lo — comentou enquanto a abraçava. — É bom ver você, Alan. — Seu rosto de vovô fazia as pessoas esquecerem que ele era uma das principais figuras judiciais do país. — Acho que vocês conhecem todo mundo. Vou pegar as bebidas.

— Olá, mamãe. — Shelby se inclinou para beijar a bochecha de sua mãe quando as pedras de esmeralda nas orelhas de Deborah chamaram sua atenção. — Eu nunca os vi antes, ou teria pedido emprestado imediatamente.

— Anton me deu de presente. — Um rosa delicado invadiu suas bochechas. — Em agradecimento por aquela festa que fui anfitriã com ele.

— Entendo. — O olhar de Shelby voltou-se para o francês ao lado de sua mãe. — Você tem um gosto requintado, embaixador — disse ela enquanto oferecia sua mão.

Os olhos do embaixador cintilaram quando levou a mão dela aos lábios, uma característica que compensava as orelhas, até onde Shelby podia ver.

— Você está adorável como sempre, Shelby. Senador, um prazer vê-lo em ambiente tão descontraído.

— Senador MacGregor. — Deborah sorriu para ele. — Não sabia que você e Shelby se conheciam.

— Estamos trabalhando para quebrar uma antiga tradição familiar. — Ele aceitou o copo que o juiz ofereceu.

— Ele quis dizer rixa — explicou Shelby ao ver o olhar vazio de sua mãe. Ela bebeu o licor, aprovou-o e sentou-se no braço da cadeira de Myra.

— *Ah!* — exclamou Deborah quando se lembrou. — Os clãs Campbell e MacGregor eram inimigos na Escócia, embora eu não consiga lembrar o motivo.

— Eles roubaram nossa terra — disse Alan suavemente.

— Isso é o que você diz. — Shelby o encarou enquanto tomava outro gole. — Nós *adquirimos* terra dos MacGregor através de um decreto real. Vocês que foram maus perdedores.

— Eu gostaria de ver você discutindo essa história com meu pai.

— Que combinação! — disse Myra, rindo com a ideia. — Herbert, você consegue imaginar nossa Shelby discutindo com Daniel? Todo esse cabelo vermelho e teimosia. Você realmente deveria arranjar isso, Alan.

— Tenho pensado nisso.

— Tem? — As sobrancelhas de Shelby levantaram-se e desapareceram sob a franja.

— Sim. Bastante — respondeu no mesmo tom uniforme.

— Eu já estive no maravilhoso anacronismo que é a casa dos MacGregor em Hyannis Port. — Myra deu a Shelby um breve tapinha na coxa. — Ela é bem do seu gosto, querida. Shelby gosta tanto do... bem, vamos dizer peculiar, não é?

— Sim. — Deborah sorriu para a filha. — Nunca descobri o porquê. Mas, então, meus dois filhos sempre foram um mistério. Talvez porque sejam tão brilhantes e inteligentes e inquietos. Estou sempre esperando que eles se aquietem. — Desta vez, ela sorriu para Alan. — Você não é casado, é, senador?

— Se vocês quiserem eu posso simplesmente sair da sala para vocês discutirem os termos do dote — sugeriu Shelby enquanto estudava a cor de seu licor através do cristal.

— Shelby! — falou Deborah, abafada pela risada do juiz.

— É tão difícil para os pais verem seus filhos como adultos capazes — comentou o embaixador em sua voz leve e calma. — Tenho duas filhas que já são mães. Ainda assim, eu me preocupo. Como estão seus filhos, Myra? Você tem um neto novo, não é?

Nada poderia ter sido melhor para mudar o assunto. Shelby dirigiu ao embaixador um leve gesto de admiração e viu seus olhos cintilarem quando Myra começou uma descrição entusiasmada do primeiro dente de seu neto.

Ele seria bom para Deborah, Shelby concluiu, observando sua mãe. Ela era o tipo de mulher que nunca se sentia completa sem um homem, e tinha sido moldada e polida para ser uma esposa de político há anos.

O brilho ainda estava lá. Modos, estilo e paciência elegantes. Shelby deu um pequeno suspiro que nem ouviu. Como ela e sua mãe podiam se parecer tanto e, mesmo assim, serem tão diferentes? A elegância sempre pareceu uma gaiola revestida de seda para Shelby, e uma gaiola era o mesmo que restrições, não importa com o que eram feitas. Ela ainda se lembrava de muitas delas.

Os guarda-costas discretos, mas sempre lá. As festas cuidadosamente selecionadas, os sofisticados sistemas de alarme, a intrusão da imprensa. A segurança excessiva não salvara seu pai, embora um fotógrafo tivesse obtido uma imagem premiada do homem armado, alguns segundos tarde demais.

Shelby sabia o que estava por trás da elegância; os jantares de estado, os discursos, as festas de gala. Havia uma centena de medos minúsculos, um milênio de dúvidas. A memória de muitos assassinatos políticos ou tentativas em quase vinte anos.

Não, sua mãe fora criada para essa vida. Paciente, com uma armadura de aço embaixo da pele frágil. Shelby não escolheria, nem deixaria que essa vida a escolhesse. Ela não amaria ninguém que pudesse deixá-la novamente de forma tão horrível.

Deixando a conversa fluir ao seu redor, Shelby inclinou o copo para trás. Seus olhos se encontraram com os de Alan. Uma paciência silenciosa que prometia durar toda a vida estava lá. Ela quase podia senti-lo desmontar, camada após camada, a armadura que compunha sua personalidade para chegar ao núcleo minúsculo que ela mantinha protegido.

Seu desgraçado. Ela quase disse isso em voz alta. Certamente refletiu nos olhos dela, pois Alan sorriu em reconhecimento. O cerco estava definitivamente em andamento. Ela só esperava que tivesse provisões suficientes para resistir a ele.

Capítulo 4

Shelby teve uma semana cheia, dominada pela sobrecarga criativa que aparecia periodicamente. Kyle administrou a loja por três dias seguidos enquanto ela esteve trancada em sua oficina, sentada ao torno com suas cerâmicas. Se começasse às 7h, Shelby ainda tinha energia sobrando para trabalhar com a argila até tarde da noite. Ela se conhecia o bastante para entender e aceitar que esse tipo de energia criativa a atingia quando estava tendo problemas para bloquear algo que a preocupava.

Ao trabalhar na oficina, focava a mente e as emoções no projeto em suas mãos e, dessa forma, qualquer problema que tivesse deixava de incomodá-la durante esse período. Normalmente, conseguia encontrar uma solução quando ficava sem energia, mas não desta vez.

O ímpeto que a guiou pela maior parte da semana desapareceu no fim da noite de sexta-feira, mas Alan ainda estava em sua mente. Ele não deveria estar. Shelby podia afirmar isso o quanto quisesse, mas não mudaria o fato de que ele estava tão firme em seus pensamentos como quando estiveram juntos.

Não importava que ela tivesse conseguido manter o resto da noite do jantar dos Ditmeyer casual. No final, Alan a tinha parado com um daqueles beijos lentos e devastadores do lado de fora de sua casa, mas não insistiu em entrar. Shelby teria ficado agradecida por isso se não suspeitasse que a manobra era apenas parte de seu cerco planejado. Confunda a inimiga, deixe-a com dúvidas e formigando de nervoso. Uma estratégia muito inteligente.

Alan estava em Boston há vários dias. Shelby sabia porque ele ligara para lhe dizer que estava indo, embora ela não tivesse encorajado esse tipo de atitude. Disse a si mesma que era uma pausa. Se ele estivesse a algumas centenas de quilômetros de distância, não poderia aparecer em sua porta inesperadamente. Convenceu-se também que, quando e se ele aparecesse novamente, manteria a porta trancada. Ela queria muito acreditar que conseguiria fazer isso.

Então, no meio da semana, recebeu um porco, um grande porco de pelúcia cor de lavanda com um sorriso bobo e orelhas de veludo. Shelby tentou jogá-lo em um armário e se esquecer dele. Alan parecia saber que a melhor maneira de atingi-la era através do seu gosto pelo exótico. Ela não pensou que ele tivesse um senso de ridículo tão apurado. Ele não deveria ter, mas estava lá. O que um homem com uma visão tão certinha sobre regras e ordem estava fazendo comprando bichinhos de pelúcia? Ela quase fraquejou. Foi bom saber que ele era capaz de um gesto desse, particularmente porque era algo tão fora do esperado de um homem como ele. Foi bom saber que era a responsável por trazer à tona esse lado dele. Mas... Não havia nenhuma maneira de Alan enfraquecer a sua determinação com um brinquedo bobo para crianças ou mulheres tolas.

Ela deu ao porco o nome de MacGregor e o manteve em sua cama — uma piada para ambos, pensou. O porco era o único MacGregor com quem dormiria.

Mas sonhava com Alan em sua grande cama de bronze. Não importava o quanto tivesse trabalhado ou com quantos amigos passara o tempo, sua mente sempre voltava para Alan. Uma vez imaginou que havia vários dele cercando sua casa. Ela não podia sair sem ser capturada e não podia ficar sem enlouquecer. Shelby acordou amaldiçoando aquele tipo de cerco e sua própria imaginação fértil.

No final da semana, Shelby prometeu a si mesma que não aceitaria mais entregas e simplesmente desligaria quando ouvisse a voz de Alan ao telefone. Se a razão e a paciência não o tivessem desmotivado, a grosseria o faria. Até um MacGregor devia ter algum bom senso.

Por causa do horário da semana anterior, Shelby dera a Kyle as chaves da loja, com instruções para que ele a abrisse às 10h no sábado. Precisava dormir. Não havia necessidade de voltar para a oficina, mesmo que ainda sentisse um pouco de criatividade fluindo em seu sangue. Nos últimos dias, ela acumulara peças suficientes para durar semanas. Agora, colocaria todo seu pensamento e energia no ócio criativo, seria preguiçosa.

Shelby ouviu a batida na porta e, movendo-se debaixo dos lençóis, considerou ignorá-la. Ainda meio adormecida, caiu da cama. Simplesmente não era de sua personalidade deixar um telefone tocando ou ignorar uma batida na porta. Tropeçando em seu robe, que estava no chão, Shelby jogou-o para o lado enquanto caminhava pela sala. Com os olhos quase fechados, protegendo-os da luz do sol, abriu a porta.

— Bom dia, senhorita Campbell. Outra entrega.

O garoto que lhe trouxera os morangos e o porco estava na porta e sorriu.

— Obrigada. — Muito desorientada para lembrar da própria promessa, Shelby estendeu a mão. O garoto entregou as cordinhas entrelaçadas de duas dúzias de balões rosa e amarelo. Ele se foi e Shelby voltou para dentro antes de acordar o suficiente para perceber o que havia acontecido. — Oh, não! — Olhando para cima, observou os balões dançarem. Pendurado no final das cordinhas estava um pequeno cartão branco.

Não o abriria, disse a si mesma. Sabia de quem eram. Quem mais lhe mandaria balões? Não, ela não ia abrir. Na verdade, encontraria uma agulha e estouraria cada balão. O que eles eram, além de um monte de ar? Era ridículo! Para provar que os balões não eram importantes, Shelby soltou as cordas para que subissem até o teto. Se ele pensava que a conquistaria com presentes bobos e pequenos recados inteligentes... Alan estava absolutamente certo, droga!

Shelby saltou, xingando quando perdeu as cordas por centímetros. Passando por uma cadeira, ela subiu e agarrou o cartão.

O amarelo é para a luz do sol, o rosa para a primavera. Compartilhe-os comigo.
Alan

— Você me deixa louca — murmurou ela de pé na cadeira com os balões em uma das mãos e o cartão na outra. Como ele sabia, ou como *poderia* saber que tipo de coisa mexeria com ela? Morangos, porcos de pelúcia e balões, era impossível! Shelby olhou para os balões, desejando que não sentisse vontade de sorrir.

Era hora de ser firme. Muito, muito firme, disse a si mesma ao descer da cadeira. Se o ignorasse, Alan simplesmente enviaria outro presente. Logo, ela ligaria para ele e falaria... Não. *Exigiria* que ele parasse. Diria que ele era irritante e *chato*! "Chato" era um insulto imperdoável. Shelby torceu as cordas dos balões ao redor do pulso enquanto alcançava o telefone. Ele lhe dera seu número, que ela se recusara a anotar, mas lembrava de cada dígito. Ao pressionar os botões, Shelby tentou melhorar seu humor.

— Alô.

O humor de Shelby murchou instantaneamente, como se picado por um alfinete:

— Alan.

— Shelby.

Ela lutou para não enfraquecer com o tom sério e calmo da voz dele, um tom que nunca deveria tê-la estremecido. Ela gostava de homens com uma risada na voz.

— Alan, isso tem que parar.

— Tem? Mas nem começou.

— Alan... — Ela tentou se lembrar de sua decisão de ser firme. — Você tem que parar de me enviar coisas. Você está apenas perdendo seu tempo.

— Eu tenho um pouco de tempo sobrando — disse ele suavemente. — Como foi sua semana?

— Ocupada. Ouça, eu...

— Eu senti sua falta.

A simples declaração lançou o resto do argumento de Shelby pela janela.

— Alan, não...

— Todos os dias — continuou ele. — Toda noite. Você já esteve em Boston, Shelby?

— Hum... sim — ela conseguiu responder, ocupada tentando lutar contra a fraqueza que começava a aparecer. Desamparada, olhou para os balões. Como ela poderia lutar contra algo tão insubstancial que flutuava?

— Eu gostaria de levá-la a Boston no outono, quando há um cheiro de folhas úmidas e fumaça.

Shelby disse a si mesma que seu coração não estava vibrando.

— Alan, não liguei para falar sobre Boston. Mas para dizer, de uma forma muito simples, que quero que você pare de me ligar, que pare de aparecer, e... — Sua voz começou a estremecer de frustração enquanto ela o imaginava ouvindo com aquele sorriso paciente e sério, e com os olhos calmos. — Quero que você pare de me enviar balões e porcos e tudo mais! Está claro?

— Perfeitamente. Passe o dia comigo.

O homem nunca deixava de ser paciente? Ela não conseguia aguentar homens pacientes.

— Pelo amor de Deus, Alan!

— Vamos chamar de uma saída experimental — sugeriu Alan sem mudar seu tom de voz. — Não é um encontro.

— Não! — exclamou, engolindo uma risada. Não conseguia aguentar. Ela tentou se lembrar que preferia os homens mais chamativos, mais libertários. — Não, não e não!

— Não é burocrático o suficiente. — A voz dele era tão calma, tão... "senatorial", que sentiu vontade de gritar. Mas o grito arriscava parecer outra risada. — Tudo bem, deixe-me pensar: uma expedição diurna normal para promover relações amigáveis entre clãs opostos.

— Você está tentando ser encantador novamente — murmurou Shelby.

— Estou conseguindo?

Algumas questões deviam ser ignoradas.

— Eu realmente não sei como ser mais sucinta, Alan.

Aquilo era parte do apelo?, ele se perguntou. O fato de que a cigana de espírito livre era capaz de se transformar em uma duquesa régia em um piscar de olhos. Ele duvidava que Shelby tivesse alguma noção de que era tanto uma quanto a outra.

— Você tem uma voz maravilhosa. A que horas estará pronta?

Shelby resmungou e franziu a testa, considerando.

— Se eu concordar em passarmos algum tempo juntos hoje, você vai parar de me enviar coisas?

Alan ficou em silêncio por um longo tempo:

— Você vai acreditar na palavra de um político?

Ela teve que rir.

— Tudo bem, você me pegou nessa.

— Está um dia lindo, Shelby. Eu não tenho um sábado de folga há mais de um mês. Saia comigo.

Ela torceu o fio do telefone ao redor do dedo. Uma recusa parecia tão mesquinha, tão grosseiro. Ele realmente estava pedindo pouca coisa, e, droga!, queria vê-lo.

— Tudo bem, Alan, cada regra precisa ser dobrada de vez em quando para provar que realmente é uma regra.

— Se você diz. Onde gostaria de ir? Há uma exposição de arte flamenga na National Gallery.

Os lábios de Shelby curvaram-se em um sorriso.

— Ao zoológico — afirmou e esperou a reação dele.

— Tudo bem — concordou Alan sem pestanejar. — Estarei aí em dez minutos.

Com um suspiro, Shelby concluiu que ele simplesmente não era um homem fácil de espantar.

— Alan, eu não estou vestida.

— Estarei aí em cinco.

Com uma risada, ela desligou o telefone.

— Eu gosto de cobras. Elas são "escorregadiamente" arrogantes.

Enquanto Alan a observava, Shelby aproximou-se do vidro para estudar uma cobra que parecia mais entediada do que desdenhosa. Quando ela sugeriu o zoológico, Alan não soube se ela fez aquilo porque queria ir mesmo ou só para ver como ele reagiria. Não precisou pensar muito para descobrir que tinha sido pelos dois motivos.

Uma visita ao zoológico nacional em uma primavera ensolarada no sábado prometia multidões e hordas de crianças. A Casa das Cobras estava lotada, ecoando com gritos de alegria. Shelby não parecia se importar com a briga de cotovelos necessária para chegar até uma python gorda.

— Parece nosso representante de Nebraska — disse Alan.

Shelby gargalhou ao lembrar do congressista vesgo de pescoço grosso. Satisfeita com a observação de Alan, ela virou a cabeça para sorrir para ele. Mais alguns centímetros e seus lábios teriam feito contato. Shelby poderia ter recuado, mesmo que isso significasse pisar em alguns dedos do pé. Ela poderia ter simplesmente virado a cabeça para a python. Em vez disso, inclinou o queixo para que seus olhos o encarassem diretamente.

O que havia em Alan que a fazia querer tentar o destino?, perguntou-se. Isso aconteceria, com toda a certeza, caso ela permitisse que a tarde se tornasse mais do que uma saída amigável. Ele não era um homem que uma mulher pudesse afastar facilmente, depois de ter aceitado um encontro. Um homem como Alan poderia dominar silenciosamente e absorver metodicamente as pessoas ao seu redor antes que elas percebessem o que estava acontecendo. Por essa razão, ela desconfiava dele, tratando-o com mais cautela do que outros homens. Mas não conseguiu esquecer quem Alan era: um jovem senador cujo futuro apontava para uma candidatura à presidência.

Não. Para evitar que qualquer um dos dois se machucasse, ela iria devagar e levaria tudo de forma descontraída, independentemente do quanto o desejasse.

— Está lotado — murmurou ela enquanto seus olhos sorriam para os dele.

— Quanto mais tempo ficamos... — As coxas de Alan roçaram as dela quando uma criança se esgueirou para o vidro. — Mais passo a gostar de cobras.

— Sim, elas também me encantam. É a aura básica de maldade que é tão atraente. — Seus seios se pressionaram contra o peito de Alan quando as pessoas começaram a se aglomerar por todos os lados.

— O pecado original — sussurrou Alan, sentindo o aroma de Shelby sobre o cheiro da multidão. — A serpente tentou Eva, e Eva tentou Adão.

— Sempre achei que Adão se safou muito bem dessa história — comentou Shelby. Os batimentos cardíacos dela estavam rápidos e instáveis contra os dele, mas ela não recuou. Shelby teria que experimentar a sensação antes de entender como evitá-la. — Serpentes e mulheres que sofreram de verdade, enquanto o homem saiu como um espectador inocente.

— Ou uma criatura que raramente pode resistir à tentação na forma de uma mulher.

A voz de Alan era macia. Considerando um retiro estratégico, Shelby segurou-o pela mão e afastou-o.

— Vamos sair e procurar os elefantes! — Shelby andou por entre as pessoas, contornando carrinhos de bebês enquanto levava Alan para fora. Ele teria caminhado normalmente, mas ela sempre corria. Ao sol, Shelby botou um par de óculos escuros no nariz sem diminuir seu ritmo.

O cheiro dos animais flutuava por todos os lugares, pungente e primitivo. De vez em quando ouvia-se o ruído dos animais, como rugidos, guinchos e mugidos. Shelby andou até uma gaiola, encostada a um muro de contenção, olhando tudo como se fosse a primeira vez. Em torno deles havia famílias, casais jovens e mais velhos, e crianças com cones de sorvete gotejantes. Um balbuciar de línguas fluía tanto da frente quanto atrás das gaiolas.

— Olha ali, aquele me lembra de você. — Shelby indicou uma pantera negra esticada em um espaço ensolarado, calmamente observando o rio de pessoas que passavam.

— É mesmo? — Alan estudou o felino. — Indolente? Subjugado?

Shelby riu:

— Oh, não, senador. Paciente, contemplativo. E arrogante o suficiente para acreditar que esse confinamento não é nada que não possa ser resolvido. — Virando, ela se recostou contra a grade para estudar Alan como havia olhado a pantera. — Aquela pantera analisou a situação e decidiu que pode conseguir o que quer com as coisas como estão. Eu me pergunto... — Suas sobrancelhas se juntaram em concentração. — ... o que ele faria se fosse desafiado de verdade. Ele não parece ter um temperamento forte. Gatos não costumam ter, até que sejam muito provocados, apenas uma única vez, e, então... são mortíferos.

Alan deu um sorriso estranho antes de pegar a mão de Shelby para que continuasse caminhando.

— Ele garante que não será desafiado.

Shelby virou a cabeça e encarou o sorriso de Alan.

— Vamos ver os macacos. Eles sempre me fazem pensar que estou sentada na galeria do Senado.

— Maldosa — comentou ele e mexeu no cabelo de Shelby.

— Eu sei, mas não pude evitar. — Ela apoiou a cabeça no ombro dele enquanto caminhavam. — Muitas vezes eu não sou uma pessoa legal. Grant e eu parecemos ter herdado um gene de sarcasmo, talvez de cinismo. Provavelmente do meu avô paterno. Ele *parecia* um daqueles ursos que vimos. Rondando mal-humorado, pronto para dar o bote.

— E você é louca por ele.

— Sim... Vou comprar pipoca. — Em uma rápida mudança de assunto, ela fez um gesto para um vendedor. — Você não pode passear pelo zoológico o dia todo sem pipoca. Esse passeio só perde para assistir a filmes. O pacote grande — disse ela ao vendedor, pegando o dinheiro do bolso traseiro de seu jeans. Após receber o pacote de pipoca, guardou o troco no bolso. — Alan... — Mudando de ideia, balançou a cabeça e começou a andar novamente.

— O quê? — perguntou Alan, pegando um pouco de pipoca.

— Eu estava para fazer uma confissão. Então lembrei que não sou muito boa nisso. Ainda precisamos ver os macacos.

— Você não acredita, de verdade, que vou deixar uma declaração provocativa dessa passar, não é?

— Bem... Pensei que a melhor maneira de desencorajá-lo era concordar em sair para um lugar como esse. Achei que você morreria de tédio, e então eu seria o mais desagradável possível.

— Se forçar a ser desagradável? — Seu tom era leve e sério ao mesmo tempo. — Achei que esse era seu estado natural.

— Ai! — Shelby esfregou uma ferida figurativa sob seu coração. — De qualquer forma, tenho a impressão de que não o desencorajei.

— Sério? — Pegando mais pipoca, ele se aproximou e falou suavemente em seu ouvido. — Como você chegou a essa conclusão?

— Ah... — Ela limpou a garganta. — É apenas um pressentimento.

Alan gostou de vê-la nervosa. Sim, o quebra-cabeça estava se juntando, cuidadosamente, peça por peça. Era assim que ele sempre havia estruturado sua vida.

— Estranho. Durante o tempo em que estivemos aqui, não mencionei nenhuma vez que gostaria de encontrar um quarto pequeno e escuro para fazer amor com você, de novo e de novo.

Cautelosamente, Shelby o encarou.

— Preferia que não o fizesse.

— Tudo bem. — Alan passou um braço em volta da cintura dela. — Não vou mencionar isso enquanto estivermos aqui.

— Não vamos chegar a isso, Alan. Não podemos chegar.

— Temos um desacordo fundamental. — Ele parou em uma ponte. Abaixo deles, os cisnes flutuavam cheios de arrogância. — Porque, na minha opinião, precisamos chegar a isso.

— Você não me entende. — Shelby se virou para ver os cisnes na água porque os olhos dele estavam incitando uma pequena revolta que ela não tinha percebido dentro de si. — Uma vez que minha mente decide algo, é difícil me fazer mudar de ideia.

— Nós temos mais do que a ascendência em comum. — Ele observou a luz solar adicionar mais brilho nas chamas dos cabelos dela. Tocando-o levemente, somente com a ponta dos dedos, Alan se perguntou como aqueles fios vermelhos ficariam depois que tivessem feito amor. Mechas selvagens de fogo. — Eu a desejei desde o momento em que a vi, Shelby. Quero você mais a cada minuto que passa.

Ela virou a cabeça, surpresa e excitada contra a sua vontade. Não tinha sido uma frase vazia ou clichê. Alan MacGregor dissera exatamente o que queria dizer.

— E quando eu quero algo de forma tão intensa e imediata, não dou para trás — continuou, enquanto seus dedos passeavam até o rosto dela.

Os lábios de Shelby se separaram quando o polegar de Alan roçou sobre eles. Ela não conseguiu evitar a reação, nem o desejo que a atingiu como um relâmpago.

— Então... — Esforçando-se para ser casual, Shelby pegou um pouco mais de pipoca antes de colocar o pacote em um banco. — Você foca todas as suas energias em me convencer de que eu te desejo.

Ele sorriu. Lenta e irresistivelmente, Alan circulou o pescoço dela com os dedos.

— Eu não tenho que convencê-la disso. O que tenho que fazer é convencê-la de que a posição que você está tomando é improdutiva, autodestrutiva e inútil.

Shelby viu-se fraquejar, querendo ser convencida. Os lábios de Alan pairavam logo acima dos seus. No entanto, ele teve cuidado; mesmo sabendo das vulnerabilidades dela. Shelby entendeu isso. Ele sempre seria circunspecto em público, e ela sempre seria descuidada. Isso a irritava, e também a intrigava.

Os olhos de Alan, tão sérios e tão calmos, pareciam demolir toda a defesa lógica que ela poderia erguer, ou teria erguido, entre eles. Antes que Shelby pudesse fazer um movimento para frente ou para trás, algo puxou sua camiseta com impaciência.

Confusa, ela olhou para baixo e viu um pequeno menino oriental de cerca de oito anos encarando-a. Ele começou a falar rapidamente em uma língua estrangeira, com gestos e reações faciais. Shelby não entendeu as palavras, mas percebeu a frustração do menino.

— Vá com calma! — ordenou ela, sorrindo enquanto saía dos braços de Alan para se agachar ao lado do garoto. Seu primeiro pensamento foi que ele havia se perdido dos pais. Os olhos da criança eram escuros e bonitos, mas estavam irritados, em vez de assustados. Mais uma vez, o garoto começou a falar rapidamente no que ela suspeitou ser coreano. Então, com um suspiro muito adulto, ele segurou duas moedas de cinco centavos, indicando o dispensador de alimentos para pássaros atrás dele.

Dez centavos, Shelby percebeu com uma risada. Ele tinha a quantia certa, mas não entendia como colocar na máquina. Antes que ela pudesse alcançar seu bolso, Alan segurou uma moeda de dez centavos. Solenemente, ele realizou alguns gestos simples para mostrar que as duas moedas juntas que o garoto segurava faziam uma de dez centavos. Ela viu os olhos do menino iluminarem-se ao ter compreendido tudo, antes de ele arrancar os dez centavos da mão de Alan e oferecer as duas moedas de cinco. A primeira reação de Alan seria recusar o dinheiro, mas bastou observar o rosto do menino para mudar de ideia rapidamente. Então, Alan as aceitou, fazendo uma pequena reverência. O garoto falou mais alguma coisa em coreano, retribuiu a reverência de Alan e voltou para o dispensador.

Outro homem, Shelby pensou enquanto observava a criança lançar o alimento para os cisnes, teria insistido em ser generoso apenas para impressionar a mulher com quem estava, ou por outro motivo qualquer. Mas Alan entendeu que as crianças têm orgulho. Ele fez a troca de moedas em uma transação de negócios de homem para homem, em vez de uma troca insignificante de adulto para criança. E tudo isso sem usar uma única palavra.

Inclinando-se no corrimão da ponte, ela observou os cisnes serem alimentados, dobrando os pescoços esbeltos e bicando com avidez. De vez em quando, um deles grasnava e bicava outro que entrava em seu território. As mãos de Alan descansaram no corrimão cercando-a. Esquecendo-se de tudo a não ser o momento presente, Shelby recostou-se contra ele, deixando sua cabeça encontrar aquele ponto exato entre o queixo e o ombro.

— Está uma bela tarde — murmurou ela.

Alan colocou as mãos sobre as dela, onde descansavam levemente.

— A última vez que estive no zoológico, eu tinha por volta de doze anos. Meu pai tinha feito uma de suas raras viagens de negócios para Nova York e insistiu que todos deveríamos ir. — Alan roçou a bochecha nos cabelos vermelhos, curtindo a sensação suave e íntima. — Eu me senti obrigado a fingir que era muito velho para olhar leões e tigres, mas ainda assim meu pai se divertiu muito. É estranho, esse pequeno período de maturidade pelo qual passamos quando somos muito jovens.

— O meu durou cerca de seis meses — contou Shelby. O de Alan, ela sabia, nunca foi totalmente superado. — Foi mais ou menos o tempo pelo qual chamei minha mãe pelo seu primeiro nome.

— Quantos anos você tinha?

— Treze. "Deborah", eu dizia em um tom sério, "acredito que já tenho idade para fazer mechas loiras no meu cabelo". Primeiro, minha mãe afirmava que conversaríamos sobre o assunto em breve. Então, falava sobre o orgulho que sentia por eu já ser madura o suficiente para tomar decisões de adulta e como estava aliviada por eu não ser mimada ou frívola como outras garotas da minha idade.

— E, naturalmente, você se encantava com os elogios e esquecia das mechas.

— Naturalmente. — Com uma risada, Shelby enganchou seu braço no dele e começou a andar de novo. — Acho que não percebi o quanto minha mãe é inteligente até eu ter mais de vinte anos. Grant e eu não fomos fáceis.

— Ele é como você?

— Grant? Como eu? — Shelby refletiu um momento. — De certa forma. Mas ele é um solitário, algo que eu nunca fui. Quando Grant está cercado por pessoas, ele observa, ou melhor, absorve. Ele as acolhe e as afasta conforme deseja. Grant pode ficar semanas e até meses sem se relacionar com pessoas. Eu não consigo fazer o mesmo.

— Não, mas às vezes você se afasta das pessoas dependendo de como esteja se sentindo. E eu não acho que você tenha deixado alguém, qualquer homem e em qualquer situação, chegar muito perto.

Shelby pensou em dar uma resposta atravessada, mas decidiu por algo mais sutil:

— Isso parece ser o seu ego falando, só porque eu te recusei.

— Me atrasou — corrigiu Alan levando a mão dela aos lábios. — Pode-se ressaltar que você está aqui, e eu também.

— *Hummm.* — Shelby olhou ao redor, para a multidão, enquanto um bebê choroso era carregado por um pai frustrado. — Em um ambiente muito íntimo...

— Nós dois somos acostumados a multidões.

Em um impulso de malícia, ela parou no centro do caminho para enrolar seus braços ao redor do pescoço de Alan.

— De certa maneira, senador.

Shelby esperava que Alan fosse rir e puxá-la para voltar a andar, ou talvez menear a cabeça irritadamente antes de sair do abraço. O que ela não esperava era que ele a abraçasse de volta, os lábios próximos e insinuando promessas. Seus olhos estavam nivelados com os dela, dizendo-lhe muito claramente aonde as promessas levariam. Havia uma ameaça de paixão e uma promessa de intimidade. Mas Shelby não esperava que ele virasse seu próprio estratagema contra ela de forma tão bem-sucedida. Talvez, por um momento, tenha esquecido que Alan era um homem de estratégias.

Apertada contra ele, seu coração começou a bater descompassado. Embora o momento tivesse sido breve, Alan a afetara em todas as partes: coração, mente e corpo. Shelby não conseguiu conter o arrependimento pelo que sentia, sabendo que nunca deixaria o sentimento florescer, o que seria muito doloroso. Quando ela se afastou, a dor ecoou em sua voz e refletiu-se em seus olhos.

— Acho que devemos voltar.

Alan quase praguejou de frustração:

— Já é muito tarde para isso — afirmou ele, guiando-a na direção do estacionamento.

Shelby levantou uma sobrancelha diante do tom dele. Irritação, era a primeira vez que o tinha visto daquela forma. Pensou já ter visto fagulhas do sentimento uma ou duas vezes no olhar de Alan antes, mas havia sido muito rápido para poder ter certeza. Bem, pensou, talvez esse fosse o segredo. Ela o irritaria o suficiente para que ele fosse embora.

A pele dela ainda estava quente, muito quente e muito macia. Pelo ritmo de seu fraquejar, ela acabaria se envolvendo com ele querendo ou não. Talvez o problema real fosse que já estivesse envolvida. O fato de que eles não eram amantes não impedia Alan de aparecer em seus pensamentos e sentimentos. Um término bem-sucedido ia doer, mas seria menos dolorido se fosse rápido e em breve.

Então, ela teria que irritá-lo. Ao entrar no carro, Shelby deu um sorriso que pareceu mais uma careta. Se havia uma coisa que ela fazia bem quando queria, era irritar alguém.

— Bem, foi divertido — disse ela enquanto Alan dirigia para fora do estacionamento. — Estou muito feliz por ter me chamado para sair. Meu dia seria uma página em branco até às 19h.

O longo e quieto instante que dividiram demorou-se na mente de Alan com a mesma intensidade que na mente de Shelby. Ele mexeu-se no banco, na esperança de aliviar a sensação incômoda que assolava seu estômago.

— Sempre feliz em ajudar alguém a preencher alguns espaços vazios. — Alan se focou em manter o carro em uma velocidade normal. Segurá-la em seus braços não o havia acalmado. Apenas servira para lembrá-lo quanto tempo havia passado desde que a abraçara pela última vez.

— Na verdade, você é uma boa companhia, Alan, mesmo sendo um político. — *Boa?* Shelby repetiu para si mesma ao pressionar o botão para baixar a janela. Seu sangue ainda estava latejando por seus olhares terem ser cruzado, por menos de dez segundos. Se ele fosse *melhor do que bom*, ela se apaixonaria e acabaria em desastre. — Quero dizer, você não é muito pomposo.

Ele lançou um olhar, longo e frio, que aumentou a autoconfiança de Shelby.

— Não?

— Quase nada. — Shelby sorriu. — Eu até votaria em você.

Alan parou em um semáforo vermelho, estudando-o com ar pensativo antes de se virar para ela.

— Seus insultos não estão muito discretos hoje, Shelby.

— Insultos? — Ela lhe deu um olhar triste. — Poxa, pensei que eram elogios. Um voto não é tudo o que importa? Votos, e essa enorme necessidade de ganhar.

A luz ficou verde por cinco segundos antes que Alan voltasse a andar com o carro.

— Tenha cuidado.

Um ponto fraco, pensou Shelby, odiando-se muito pelo que estava fazendo.

— Você é um pouco sensível. Não faz mal. Não me importo com um pouco de hipersensibilidade.

— Minha sensibilidade não é o problema aqui. Você está conseguindo ser desagradável.

— Ora, ora, já chegamos! — Deliberadamente, ela olhou para o relógio enquanto Alan estacionava no beco ao lado de seu apartamento. — Chegamos em boa hora. Poderei tomar um banho e me trocar antes de sair. — Shelby se inclinou para lhe dar um beijo descuidado na bochecha antes de sair do carro. — Obrigada, Alan. *Ciao*.

Desprezando-se, Shelby conseguiu subir os degraus da escada até ser alcançada por Alan. Ela fez uma expressão um pouco surpresa no rosto antes de virar a cabeça.

— Que merda toda foi essa conversa? — exigiu ele. Ele segurou o braço dela com força suficiente para fazê-la girar completamente em sua direção.

— Que merda é isso o quê?

— Não brinque comigo, Shelby.

Ela suspirou bruscamente, como se estivesse entediada.

— Foi uma boa tarde. Uma... mudança de rotina para nós dois, imagino. — Ela destrancou a porta do apartamento.

Alan apertou-a com mais força para evitar que Shelby entrasse no apartamento. Temperamento. Ele nunca, ou raramente, cedia ao temperamento. Era um subproduto de sua herança, a mercadoria de sua família, mas ele sempre fora controlado. O lúcido da família. Alan lutou para se lembrar disso.

— E?

— E? — repetiu Shelby, levantando as sobrancelhas. — E nada, Alan. Passamos algumas horas no zoológico, demos algumas risadas. Isso certamente não significa que eu seja obrigada a dormir com você.

Ela viu a raiva, volátil e feroz, varrer os olhos de Alan. Um pouco atordoada com a força, Shelby deu um passo automático para trás. Sua garganta ficou seca instantaneamente. Será que a raiva esteve dormindo ali o tempo todo?, questionou-se.

— Você acha que isso é tudo que eu quero? — perguntou ele com uma voz mortal enquanto a acuava contra a porta. — Se eu só quisesse levar você para a cama, já estaríamos lá. — A mão dele passou a apertar o ombro de Shelby enquanto ela encarou a fúria lívida nos olhos escuros de Alan.

— Também tem o que eu quero — ela conseguiu dizer, surpresa com sua voz ofegante. Sentia medo ou excitação?, indagou-se.

— Para o inferno com o que você quer!

Quando ele deu um passo à frente, Shelby deu um para trás e a porta cedeu. Ela teria tropeçado se Alan não tivesse sido rápido o suficiente para agarrá-la. Então, viu-se dentro da sala, com o corpo pressionado contra o dele, as mãos nos ombros largos, e pela primeira vez indecisa.

Ela jogou a cabeça para trás, furiosa com seus joelhos que amoleceram de medo enquanto seu sangue pulsava forte e rápido com puro desejo.

— Alan, você não pode...

— Não posso? — A mão dele passou para seu cabelo, puxando sua cabeça mais para trás. A raiva, o ressentimento e a paixão escorriam por ele, que nunca havia sentido tudo ao mesmo tempo. — Eu posso. Nós dois sabemos que posso agora, e poderia antes. — *E deveria*, disse a si mesmo, com a mente tomada pela fúria e pela frustração. — Você me quer neste momento. Posso ver com meus olhos.

Ela negou com a cabeça, mas não conseguiu tirar a mão dele. Como poderia ter se esquecido da pantera tão cedo?

— Não, não quero.

— Você acha que pode debochar do que eu faço, do que sou, impunemente, Shelby? — O braço em volta da cintura de Shelby apertou-se, e ela lutou para não ofegar. — Você acha que pode me provocar até agora e não pagar por isso?

Ela engoliu em seco.

— Você está agindo como se eu tivesse incentivado você, quando fiz exatamente o contrário — disse a ele no tom levemente irritado que foi quase capaz de assumir. — Me solte, Alan.

— Quando eu estiver pronto.

A boca dele desceu em direção a dela. Shelby respirou fundo, mas não teve certeza se foi por protesto ou antecipação. Mas Alan parou a poucos centímetros, o suficiente para deixá-la tremendo. Tudo o que Shelby podia ver nos olhos dele era a fúria e o seu reflexo. Sim, ela tinha se esquecido da pantera, e aquele temperamento perverso e perturbador dos protagonistas das Brontë, a quem tinha comparado Alan antes.

— Acha que você é o que eu quero para minha vida? Que posso racionalmente e com facilidade dizer que desejo isso? Você é tudo, menos o que me convém. Você desrespeita tudo o que é vital para mim — disse ele.

Ouvir aquilo doeu. Embora tivesse sido precisamente o que pretendera fazer, ainda era doloroso ouvi-lo dizer aquelas palavras.

— Eu sou exatamente o que sou — retrucou Shelby. — Exatamente o que quero ser. Por que você não me deixa em paz e vai encontrar uma modelo linda e loira que fica perfeita em um vestido de grife? Elas são feitas sob medida para acompanharem senadores. Não quero fazer parte disso.

— Talvez não. — A raiva estava aumentando. Ele nunca sentira nada aumentar tão rapidamente. — Talvez não. Mas diga-me... — Apertou-a com mais força. — Diga-me que você não me quer.

A respiração de Shelby estava ofegante, com inspirações curtas demais para encher seus pulmões. Ela nem percebeu que seus dedos estavam afundados nos ombros de Alan ou que sua língua, em um movimento rápido e nervoso, umedecia-lhe os lábios. Shelby sempre soube que havia um tempo e um lugar para mentiras. E era exatamente agora.

— Eu não quero você.

Mas a negação terminou em um gemido de excitação quando Alan capturou seus lábios. Este não era o beijo paciente e de infinita sedução como o primeiro que trocaram, mas justamente o contrário. Intensa e implacável, a boca de Alan dominou a dela como ninguém nunca tinha feito antes. Como nenhum homem jamais ousara. Ela sentiu a cabeça girar e tentou se agarrar a alguma direção que já não estava mais lá.

Shelby podia sentir a raiva dele, e a respondeu com uma paixão desamparada que cresceu rápido demais para ser controlada. Ela podia sentir a fúria, e a encontrou com um fogo que ardeu muito alto para ser apagado. Não havia nenhuma pontada de arrependimento. Ela estava onde queria estar. Os dedos que seguravam os ombros de Alan pediam que ele exigisse mais, e conforme ele exigia, ela aceitava.

Alan puxou-a para mais perto, esquecendo a gentileza com que sempre tratara suas namoradas. A boca de Shelby estava selvagem sob a sua, ávida por posse. Mas, desta vez, ele não estava satisfeito com isso. Sua mão serpenteou sob a camisa dela para tocar-lhe a pele.

Shelby era tão magra, tão macia, mas seu coração batia, debaixo da palma da mão de Alan, com a força de um maratonista. Ela se esticou contra ele, gemendo o que poderia ter sido seu nome. O gosto de Shelby era tão livre e rebelde quanto seu aroma, incitando a urgência dentro de Alan a pulsar com mais força. Ele poderia tê-la no chão ou onde estavam, em segundos ou em uma hora. Saber disso enviava um choque de desejo por seu corpo. Não haveria rendição, apenas o encontro de paixão com paixão, fogo com fogo. Ele nunca a subjugaria, mas poderia tê-la.

E se a tomasse agora, embora ela estivesse disposta, arriscaria não ter nada quando terminasse. Alan arriscaria transformar a observação imprudente e dolorosa de Shelby em verdade.

Com um xingamento selvagem e incompreensível, Alan empurrou-a para longe. Seus olhos, quando encontraram os dela, não estavam menos raivosos do que antes, e não menos duros. A troca de olhares foi feita em silêncio, interrompido apenas pela respiração instável de ambos. Sem dizer uma única palavra, ele se virou e saiu pela porta aberta.

Capítulo 5

Ela tentou não pensar naquilo. Shelby folheou o jornal de domingo com os pés apoiados no sofá e a segunda xícara de café ainda fervendo ao seu lado, e realmente tentou não pensar em Alan. Moshe estava esparramado no encosto do sofá, como se estivesse lendo sobre seu ombro, franzindo o focinho de vez em quando com o aroma do café. Shelby tomou um gole e passou os olhos em um artigo sobre culinária francesa com orçamento limitado.

Ela não conseguia deixar de pensar em Alan.

Tinha sido inteiramente culpa dela; não podia negar. Ser grosseira e desagradável não era algo que fazia com frequência, mas tinha feito muito bem com Alan. Geralmente feria alguém apenas no calor da raiva, mas não podia negar que também houvera dor e raiva nos olhos de Alan. Embora seu propósito tivesse sido a autodefesa, Shelby estava tendo dificuldades para se perdoar.

Acha que você é o que eu quero para minha vida? Não. Shelby se recostou, agarrando sua caneca com ambas as mãos. Não, ela sabia desde o início que a sua imagem não era adequada para Alan, assim como ele não se adequava a ela. No entanto, sentira algo acontecer entre eles naquela primeira noite no terraço dos Write. Eles haviam criado expectativas demais um no outro. Desde então, um pensamento não a deixava mais em paz. *Ele poderia ser o homem da sua vida.* Fantasias tolas para uma mulher que nunca quis encontrar *o homem da sua vida.* Mas era um pensamento que não conseguira espantar de sua mente.

Será que havia espantado Alan? Certamente, ela merecia sua fúria e o temperamento gelado em seus olhos quando ele saiu porta afora. Shelby tinha o poder de despertar esses fortes sentimentos nele. Fora assustador e, de alguma forma... fascinante. Mas isso podia deixá-la perversa. Ferir alguém, deliberadamente, era algo que ela fazia apenas para se proteger quando sentia que o poder de Alan sobre ela era muito forte. Porém, talvez ela também merecesse passar por isso, embora não fosse fácil, naquele momento, viver com a dor e o desejo deixados por ele.

Lembrando de tudo, passou a língua sobre os lábios. Havia dois lados de Alan MacGregor, pensou. O político temperado e razoável, e o duro e implacável escocês. Isso só o deixava mais atraente. Mais perigoso, acrescentou sombriamente.

Deixando a caneca de lado, Shelby arrumou o jornal em suas mãos e tentou se concentrar. Afinal, ela o afastara, assim como se propusera a fazer. Não fazia sentido se sentir um lixo por conta disso. Rapidamente, jogou o jornal para o lado e ficou de pé. Não ligaria para pedir desculpas. Isso só complicaria as coisas.

Ainda assim, se ela deixasse claro que era apenas uma desculpa formal e nada mais... Não, isso não era inteligente. Pior ainda, era fraco e ineficaz. Havia tomado uma decisão. Shelby sempre se orgulhara de saber o que queria e manter isso em mente.

Seu olhar voltou-se para os balões sobre a mesa da cozinha. Eles tinham parado de flutuar e estavam deitados confortavelmente, como lembrança de uma feliz celebração. Suspirou. Ela deveria ter estourado todos e jogado fora os restos. Shelby passou o dedo em um balão amarelo. Era tarde demais.

E se ela ligasse e só pedisse desculpas? Sem conversas... Apenas o pedido de desculpas e nada mais. Três minutos. Shelby mordeu o lábio inferior e perguntou se conseguiria encontrar seu timer de cozinha. Sua consciência ficaria limpa em algumas frases polidas. O que poderia acontecer em três minutos ao telefone? Ela olhou de novo para os balões. Seria demais, lembrou-se. Toda a confusão do dia anterior começara justamente com um telefonema.

Enquanto estava de pé, irresoluta, alguém bateu na porta. Ela olhou rapidamente naquela direção. Será que ele veio, pensou com expectativa. Antes que a batida pudesse soar novamente, abriu a porta.

— Eu estava... Ah! Olá, mamãe.

— Desculpe, não sou quem você estava esperando. — Deborah deu um beijo rápido na bochecha da filha antes de entrar.

— Melhor assim — murmurou Shelby fechando a porta. — Bem, vou pegar um pouco de café. Não é sempre que você aparece em uma manhã de domingo.

— Pode colocar apenas meia xícara, se estiver esperando alguém.

— Não estou. — O tom de Shelby era claro e definitivo.

Deborah observou as costas da filha por um momento, especulando. Meneando a cabeça, pesarosa, perguntou-se por que ainda tentava. Nunca conseguira decifrar Shelby em mais de dez anos.

— Se você não tiver algum compromisso para esta tarde, talvez queira ver comigo a nova exposição de arte flamenga na Galeria Nacional.

Shelby xingou alto, depois enfiou o polegar na boca.

— Ah, você se queimou. Deixe-me...

— Não é nada — disse Shelby bruscamente e xingou mais uma vez. — Desculpe, só derramei um pouco em mim. Sente-se, mamãe. — Em um gesto quase violento, ela empurrou os balões da mesa para o chão.

— Bem, isso não mudou — observou Deborah. — Você ainda tem sua própria maneira de arrumar as coisas. — Ela esperou até que Shelby se sentasse em frente a ela. — Aconteceu algo?

— Não, por quê?

— Você raramente fica nervosa. — Mexendo seu café, Deborah ensaiou um de seus longos e firmes olhares. — Você viu o jornal desta manhã?

— Claro. Nunca perco as edições de domingo de Grant.

— Não, não quis dizer isso.

Vagamente interessada, Shelby levantou as sobrancelhas.

— Olhei para a primeira página e não vi nada interessante para ler logo pela manhã. Perdi alguma coisa?

— Parece que sim. — Sem outra palavra, Deborah se levantou e foi até o sofá. Ela revirou a desordem do jornal de Shelby até encontrar a seção que buscava. Havia um meio sorriso em seus lábios quando caminhou para entregar o jornal para a filha. Shelby olhou para baixo e não disse nada.

Havia uma imagem bem enquadrada e nítida dela e Alan na ponte com vista para os cisnes. Shelby lembrou o momento: ela se recostou contra ele, descansando a cabeça entre seu ombro e o queixo. A fotografia tinha capturado aquele instante e um olhar de satisfação em seu rosto que ela não sabia bem se estivera ali antes.

A coluna abaixo era breve, dando seu nome e idade, uma menção a seu pai e informações de sua loja. Também abordava a campanha de Alan sobre habitação para os desabrigados, antes de entrar em especulações sobre o relacionamento dos dois. Não havia nada ofensivo na curta nota de fofocas de Washington, mas ficou surpresa com a pontada de ressentimento que sentiu ao ler o texto.

Ela estava certa, Shelby disse a si mesma quando seu olhar voltou para a foto. O oitavo de uma página provava que estivera certa desde o início. A política, em todos os seus aspectos, sempre estaria entre eles. Tiveram uma tarde como pessoas comuns, mas ela não havia durado. Nunca duraria.

Shelby afastou o jornal antes de pegar seu café.

— Bem, não ficarei surpresa se tiver mais clientes na segunda-feira de manhã, graças a isso. Tive uma cliente que veio de Baltimore no inverno passado depois de ter visto uma foto minha com o sobrinho de Myra. — Forçou-se a beber o café, consciente de que estava perigosamente perto de falar demais. — Ainda bem que tive um período de criatividade na última semana que encheu meu estoque. Você quer um bolo para comer com esse café? Acho que tenho um em algum lugar.

— Shelby. — Deborah pegou as mãos da filha antes que ela pudesse se levantar. O meio sorriso fora substituído por um olhar de preocupação. — Eu nunca achei que você se importaria com esse tipo de publicidade. Essa é a fobia de Grant, não a sua.

— Por que eu deveria me importar? — respondeu Shelby, lutando para evitar que seus dedos se cravassem nas mãos. — Se foi alguma coisa, isso deveria me trazer algumas vendas. Algum turista empreendedor reconheceu Alan e ganhou dinheiro com isso. Fim. Foi inofensivo.

— Sim. Foi inofensivo. — Deborah tentou acalmar as mãos agitadas de Shelby sob as suas.

— Não, não é! — retrucou Shelby com uma paixão repentina. — Não é inofensivo! Nada disso é inofensivo! — Ela levantou-se para andar ao redor da sala, algo que Deborah já a vira fazer inúmeras vezes antes. — Eu não posso lidar com isso. *Não vou lidar com isso.* — Ela chutou um tênis que estava no caminho.

— Por que diabos ele não poderia ser um físico nuclear ou dono de uma pista de boliche? Por que tem que me olhar como se me conhecesse a vida inteira e não se preocupasse com meus defeitos? Não quero que ele me afete assim! Não vou permitir! — Em uma explosão final de raiva, jogou os outros cadernos do jornal do sofá para o chão. Depois de acalmar a respiração, continuou:

— Não importa. — Shelby parou, passando a mão pelo cabelo. — Não importa. Já havia decidido mesmo, então... — Balançando a cabeça, voltou para o fogão para buscar a cafeteira. — Quer que eu esquente para você? — disse apontando para a xícara de café.

Muito acostumada com Shelby para ficar confusa com a explosão, Deborah assentiu.

— Só um pouco. O que você decidiu, Shelby?

— Que não vou me envolver com ele. — Depois de servir uma nova xícara de café, Shelby voltou a se sentar. — Por que não almoçamos na cafeteria da galeria?

— Tudo bem. — Deborah tomou um gole de café. — Você se divertiu no zoológico?

Shelby encolheu os ombros e olhou para a caneca.

— Foi um dia legal.

Deborah olhou para a foto de novo. Quando fora a última vez que viu Shelby com uma expressão tão serena? Já tinha a visto assim antes? Talvez, pensou com uma dor rápida e quase esquecida, quando Shelby ainda era criança, sentada com o pai compartilhando um pensamento. Deborah segurou um suspiro e fingiu interesse em seu café.

— Suponho que você tenha deixado sua posição clara para o senador MacGregor.

— Eu disse a Alan desde o início que não teria um encontro com ele.

— Vocês foram juntos para o jantar dos Ditmeyers.

— Isso foi diferente. — Ela brincou com as bordas do jornal. — E ontem foi apenas um lapso.

— Ele não é seu pai, Shelby.

Os olhos cinzentos se levantaram tão inesperadamente atormentados que Deborah pegou as mãos da filha outra vez.

— Ele é muito parecido com papai — sussurrou Shelby. — É assustador. A tranquilidade, a dedicação, aquela centelha que diz que ele quer alcançar o topo e provavelmente vai consegui-lo, a menos que... — Ela interrompeu e fechou os olhos. *A menos que algum maníaco com uma causa obscura e uma arma o impeça.* — Meu Deus, acho que estou me apaixonando por ele e quero fugir.

Deborah apertou as mãos da filha com mais força.

— Para onde?

— Qualquer lugar. — Tomando uma respiração longa e firme, Shelby abriu os olhos. — Eu não quero me apaixonar por milhares de razões. Não somos nada parecidos, ele e eu.

Pela primeira vez desde que entregou o jornal a Shelby, Deborah sorriu.

— Vocês deveriam ser?

— Não me confunda quando estou tentando ser lógica. — Acalmando-se um pouco, Shelby sorriu de volta. — Mamãe, eu deixaria esse homem louco em uma semana. Não poderia pedir que ele se adeque ao meu tipo de vida, e eu não seria capaz de acostumar com o dele. Você só precisa conversar com Alan por alguns minutos para ver que ele tem uma mente ordenada, que funciona como um jogo de xadrez. Ele deve ser acostumado a fazer suas refeições em horários certos, saber exatamente quais camisas foram para a lavanderia.

— Querida, até você deve perceber como o que está dizendo é uma bobagem.

— Só isso, talvez seja. — Seu olhar voltou aos balões que estavam no chão. — Mas quando você junta a isso todo o resto.

— Por "todo o resto" você quer dizer o fato de ele ser um político. Shelby... — Deborah esperou os olhos da filha encontrarem-se com os dela. — Você não pode escolher o tipo de homem pelo qual se apaixona.

— Eu não vou me apaixonar por ele. — Seu rosto formou linhas teimosas. — Eu gosto da minha vida do jeito que é. Ninguém vai me fazer mudar antes de eu querer ou estar pronta. Vamos. — Ela já estava de pé e se movendo novamente. — Vamos ver sua arte flamenga, então vou levá-la para almoçar.

Deborah observou enquanto Shelby andava pelo apartamento procurando sapatos. Não, ela não desejava que sua filha sofresse outra vez, pensou Deborah, mas sabia que o momento estava chegando. Shelby teria que lidar com isso.

Alan sentou-se atrás da enorme mesa antiga em seu escritório, de costas para a janela aberta. Ele podia sentir o cheiro dos lilases florescendo em um arbusto no quintal. Lembrou-se de que havia sentido o mesmo aroma na noite em que conhecera Shelby. Mas não pensaria nela agora.

Espalhados na mesa estavam respostas e informações sobre os abrigos voluntários para os quais ele fazia campanha. Tinha uma reunião com o prefeito de Washington no dia seguinte e só podia esperar que fosse tão boa quanto sua discussão com o prefeito de Boston. Ele tinha os fatos, sua equipe havia trabalhado na compilação das informações de que ele precisava por semanas. Tinha as fotos na sua frente. Alan levantou uma de dois homens que compartilhavam os farrapos de um cobertor em uma porta entre a rua 14 e a rua Belmont. Não era apenas triste, era imperdoável. Abrigo era uma necessidade básica.

Uma coisa era concentrar-se nas causas, desemprego, recessão, falhas no sistema do estado social, e outra era assistir à vida das pessoas sem as necessidades mais básicas atendidas, enquanto as rodas da reforma social giravam lentamente. Sua ideia era suprir essas necessidades, abrigo, comida, roupas, em troca de trabalho e tempo. Nenhum almoço grátis, nenhum traço de caridade.

Porém, Alan precisava de fundos e, mais importante, de voluntários. Havia conseguido dar início ao projeto em Boston depois de uma batalha longa, e às vezes frustrante, mas era muito cedo para mostrar resultados substanciais. Teria que depender da informação compilada por sua equipe e do seu poder de persuasão. Se pudesse contar também com a influência do prefeito, Alan achava que conseguiria os fundos federais de que precisava. Em algum momento.

Empilhando os papéis, ele deslizou-os para dentro de sua pasta. Não havia mais nada que pudesse fazer até o dia seguinte. E ele estava esperando uma visita em... verificou seu relógio... dez minutos. Alan recostou-se na cadeira de couro confortavelmente desgastada e permitiu que sua mente ficasse vazia.

Sempre fora capaz de relaxar nessa sala. O painel de madeira era escuro e reluzente, e o teto, alto. No inverno, ele mantinha um fogo baixo na lareira de mármore rosado. Forrando o mantel havia fotos em molduras de estilo antigo que colecionava. Fotos de sua família: desde seus bisavós, que nunca deixaram o solo escocês, até fotografias instantâneas de seu irmão e de sua irmã. Ele adicionaria uma de sua sobrinha (ou sobrinho) quando Rena tivesse o bebê.

Alan olhou para a foto de uma mulher elegante e alegre com olhos iluminados e uma boca teimosa. Fascinante a variedade de tons de cabelo que existiam no mundo. O cabelo de Rena não era nada como o de Shelby, que chamava atenção com seus cachos indisciplinados de fogo e chamas.

Indisciplinado. A palavra se adequava a ela e o atraía, apesar de saber que não deveria. Lidar com Shelby seria um desafio para toda a vida. Tê-la seria uma surpresa constante. Era irônico que um homem que sempre preferiu a ordem e a lógica enfim descobrisse que sua vida não seria completa sem perturbações.

Alan olhou ao redor do cômodo com paredes repletas de livros, meticulosamente arquivados e empilhados, um tapete cinza-pálido que mostrava sinais de desgaste, mas sem sujeira, o sofisticado sofá vitoriano cor de vinho. A sala era organizada e limpa, como sua vida. Ele estava pedindo por um redemoinho. Alan não tinha interesse em subjugá-lo, apenas em experimentá-lo.

Quando a campainha tocou, olhou novamente para o relógio. Myra era pontual.

— Bom dia, McGee. — Myra entrou com um sorriso para o robusto mordomo escocês de Alan.

— Bom dia, sra. Ditmeyer. — McGee era uma parede sólida de quase um metro e noventa, beirando os setenta anos. Tinha sido o mordomo da família de Alan por trinta anos antes de deixar Hyannis Port para morar em Georgetown por sua própria decisão. *O sr. Alan precisaria dele*, havia dito com seu sotaque. Estava decidido.

— Devo imaginar que você fez aqueles maravilhosos scones?

— Com creme — disse McGee a ela, chegando perto de sorrir como nunca fazia.

— Ah, McGee, eu adoro você. Alan... — Myra estendeu a mão quando o viu no corredor. — Tão generoso da sua parte me deixar incomodá-lo em um domingo.

— Você nunca incomoda, Myra. — Ele beijou sua bochecha antes de levá-la ao salão.

O cômodo fora feito em cores silenciosas e masculinas, tons crus e creme com um toque aqui ou ali de um verde intenso. O mobiliário era principalmente Chippendale, o tapete era do estilo oriental desbotado. Era uma sala tranquila e confortável com a surpresa de uma grande pintura a óleo, na parede sul, que mostrava uma paisagem acometida por uma tempestade, montanhas irregulares, nuvens violentas e raios ameaçadores. Myra sempre considerou o quadro um detalhe interessante e revelador.

Com um suspiro, ela sentou-se em uma cadeira de costas altas e tirou seus sapatos com saltos finos de um rosa chamativo como o de sua bolsa.

— Que alívio — murmurou. — Simplesmente não consigo me convencer de comprar o tamanho correto. O preço que pagamos pela vaidade. — Os dedos dos pés dela se moveram confortavelmente. — Recebi um recado fofo de Rena — ela continuou, esfregando um pé sobre o outro para estimular a circulação enquanto sorria para Alan. — Ela queria saber quando Herbert e eu vamos para Atlantic City perder dinheiro em seu cassino.

— Eu deixei um pouco de dinheiro na última vez que estive lá. — Alan se recostou sabendo que Myra chegaria ao ponto principal de sua visita no devido tempo.

— Como está Caine? Ele sempre foi um menino levado — prosseguiu antes que Alan pudesse responder. — Quem imaginou que ele se tornaria um advogado tão brilhante?

— A vida é cheia de surpresas — afirmou Alan. Caine sempre fora o menino traquinas e ele, o disciplinado. Por que estava pensando nisso agora?

— Nossa, lá se vai minha dieta. Graças a Deus — anunciou Myra quando McGee entrou com uma bandeja. — Vou me servir, McGee, obrigada. — Myra ergueu o bule Meissen, ocupando-se enquanto Alan a observava. O que quer que ela estivesse planejando, deixaria de lado para apreciar biscoitos e chá primeiro. — Como eu invejo seu mordomo — confessou a Alan enquanto lhe entregava uma xícara. — Você sabia que eu tentei roubá-lo de seus pais há vinte anos?

— Não, não sabia. — Alan sorriu. — Mas então McGee é muito discreto para ter mencionado isso.

— E muito leal para sucumbir aos meus subornos. Foi a primeira vez que experimentei um desses. — Myra mordeu um scone e revirou os olhos. — Naturalmente, pensei que o cozinheiro que os fazia e considerei contratá-lo, mas quando descobri que os scones eram de McGee... ah, bem, meu consolo é pensar que, se tivesse conseguido roubá-lo, eu estaria do tamanho de um elefante. O que me lembra... — Ela esfregou seus dedos em um guardanapo. — Notei que você se interessou por elefantes recentemente.

Alan levantou uma sobrancelha enquanto tomava um gole de chá. Então era isso.

— Sempre tive interesse no partido opositor — brincou.

— Não estou falando sobre símbolos políticos — retrucou Myra ardilmente. — Você se divertiu no zoológico?

— Você viu o jornal.

— Claro. Devo dizer que vocês dois formam um belo casal. Achei que fariam. — Ela tomou um gole de chá muito satisfeita. — Shelby ficou irritada com a foto?

— Eu não sei. — As sobrancelhas de Alan abaixaram-se com dúvida. Ele levava a vida exposta à opinião pública por tanto tempo que não dava muita atenção a esse tipo de publicação. — Ela deveria estar?

— Normalmente não. Porém, Shelby é propensa a sentir e fazer o inesperado. Não estou querendo xeretar, Alan... Ok, estou — corrigiu com um sorriso. — Mas só porque conheço vocês dois desde que eram bebês. Gosto muito de você e Shelby. — Rendendo-se à tentação com apenas uma luta simbólica, ela pegou outro scone. — Fiquei muito feliz quando vi a foto essa manhã.

Apreciando o apetite saudável de Myra, bem como a sua intromissão irreprimível, Alan sorriu de volta para ela.

— Por quê?

— Na verdade, eu não deveria estar. Planejei juntar vocês dois antes. Fiquei ressentida por terem resolvido tudo sem mim, apesar de aprovar o resultado final.

Sabendo o modo como ela trabalhava, Alan recostou-se contra o sofá novamente.

— Uma tarde no zoológico não é um matrimônio.

— Falou como um verdadeiro político. — Com um suspiro de puro prazer gastronômico, Myra voltou a comer. — Se eu pudesse apenas arrancar a receita desses scones de McGee...

— Acho que vai ser impossível.

— Ah, bem. Eu estava na loja de Shelby quando uma cesta de morangos foi entregue — disse, como quem não quer nada. — Você não saberia nada sobre isso, saberia?

— Morangos?— Alan deu outro sorriso evasivo. — Eu também gosto muito deles.

— Eu sou muito inteligente para ser enganada — disse Myra, balançando seu dedo. — E conheço você muito bem. Um homem como você não envia cestas de morangos ou passa tardes no zoológico a menos que esteja interessado.

— Não estou *interessado* em Shelby — corrigiu Alan enquanto tomava mais um gole de chá. — Estou *apaixonado* por ela.

— Bem, então, isso foi mais rápido do que eu esperava.

— Foi instantâneo — murmurou Alan, não tão relaxado agora que havia confessado seus sentimentos.

— Adorável — Myra inclinou-se para dar um tapinha em seu joelho. — Não consigo pensar em ninguém melhor para ter o choque de um amor à primeira vista.

Ele teve que rir, embora seu humor não estivesse mais tão leve.

— Shelby me deu um fora.

— O que você quer dizer com isso? — perguntou Myra com uma careta.

— Exatamente isso. — Ainda doía, Alan descobriu ao falar sobre o assunto. A lembrança de suas palavras, o tom frio, ainda o cortavam. — Ela não mostrou interesse em me ver.

— Besteira! — Myra deixou de lado um scone meio comido. — Eu estava com ela quando os morangos chegaram, e conheço Shelby tão bem quanto conheço você. — Ela pontuou a declaração com um soco rápido em seu joelho. — Foi a primeira vez na minha vida que a vi daquele jeito.

Alan olhou para o nada por um momento, considerando.

— Ela é uma mulher muito teimosa — concluiu com ar pensativo. — Está determinada a evitar qualquer tipo de relacionamento pessoal comigo por causa da minha profissão.

— Ah, entendo... — Myra assentiu lentamente enquanto batucava um dedo com a unha vermelha contra o braço da cadeira. — Eu deveria saber.

— Ela não é indiferente — garantiu Alan, pensando em voz alta quando se lembrou do calor da boca de Shelby. — Apenas obstinada.

— Assustada — corrigiu Myra. — Ela era muito grudada ao pai.

— Percebi isso, Myra, e entendo que deve ter sido muito difícil perdê-lo daquele jeito, mas não consigo ver o que isso tem a ver com a gente. — Sua impaciência e frustração estavam começando a aparecer novamente. Alan levantou-se, incapaz de continuar parado, e caminhou pela sala. — Se o pai dela tivesse sido um arquiteto, faria sentido ela excluir arquitetos de sua vida amorosa? — Ele passou uma das mãos pelo cabelo com um raro gesto de exasperação. — Merda! É ridículo ela me recusar porque seu pai foi um político!

— Você está pensando pelo lado lógico, Alan — explicou Myra pacientemente. — Shelby raramente é, a menos que você considere que ela usa uma lógica própria. Ela amava Robert Campbell, e não uso a palavra levianamente. Shelby tinha apenas onze anos quando o pai foi baleado e morto a não mais que dois metros de distância dela.

Alan parou de andar bruscamente.

— Ela estava lá?

— Ela e Grant. — Myra deixou de lado sua xícara, desejando que sua memória não fosse tão clara. — Foi um milagre Deborah ter conseguido impedir a imprensa de explorar esse ângulo da história. Ela usou todos os contatos que tinha.

Ele sentiu um pingo de empatia, tão deslumbrante e forte que o deixou atordoado.

— Nossa, não consigo imaginar o quanto deve ter sido horrível para ela.

— Shelby não falou uma palavra sequer por dias. Passei muito tempo com ela enquanto Deborah tentava lidar com seu próprio sofrimento, as crianças, a imprensa. — Myra balançou a cabeça, lembrando as tentativas silenciosamente desesperadas de Deborah de se conectar com sua filha e a recusa muda de Shelby. — Foi um período terrível, Alan. Assassinatos políticos lançam o sofrimento da vida particular aos olhos do público.

Um longo e cansado suspiro escapou de Myra, um som que raramente fazia. Continuou:

— Shelby não demonstrou nada até o dia após o funeral. Ela sofreu como… como um animal — lembrou. — Uma dor crua e selvagem que durou o mesmo tempo de seu silêncio. Então, ela voltou ao normal, talvez até rápido demais.

Ele não estava certo de que queria ouvir mais, imaginando a criança arrasada e perdida que fora a mulher que agora amava. Ele estava em seu segundo ano em Harvard, seguro em seu mundo, com fácil acesso a sua família. Mesmo aos trinta e cinco anos, ele nunca sofrera nenhuma perda devastadora. Seu pai... Alan tentou imaginar a súbita e violenta perda do robusto e vital Daniel MacGregor. Era muito doloroso para se pensar. Ele olhou pela janela, observando o jardim que florescia na primavera.

— O que ela fez?

— Ela viveu. Usando cada gota do monte de energia que sempre teve. Uma vez, quando tinha dezesseis anos, Shelby me disse que a vida era um jogo chamado "Quem sabe?", e que iria testar de tudo antes que a vida pregasse uma peça nela.

— Isso é a cara dela — murmurou Alan.

— Sim, e, em geral, ela é a criatura mais bem ajustada que conheço. Satisfeita com suas próprias falhas. Talvez orgulhosa de algumas delas. Mas Shelby é um vórtice de emoção. Quanto mais usa, mais tem. Talvez ela nunca tenha realmente deixado de sofrer.

— Ela não pode ditar suas emoções — afirmou Alan com uma nova onda de frustração. — Não importa o quanto a morte do pai a tenha afetado.

— Não, mas Shelby acha que pode.

— Ela acha demais.

— Não, ela *sente* demais. Ela não é uma mulher fácil de amar ou de conviver.

Alan se forçou a sentar-se novamente.

— Eu parei de querer uma mulher fácil quando conheci Shelby. — As coisas ficaram um pouco mais claras agora e, portanto, mais fáceis de serem resolvidas. Problemas específicos e tangíveis eram a sua especialidade. Começou a lembrar as palavras que Shelby lhe disse na tarde anterior, o descuido mordaz. Lembrou-se, enquanto se esforçava para ficar calmo, daquele rápido lampejo de arrependimento que tinha visto em seus olhos. — Ela me deu minha carta de demissão ontem.

— Que absurdo! A garota precisa... — Ela se interrompeu com outro arrependimento. — Se você desanima tão fácil, não sei por que me dou ao trabalho. Os jovens esperam que tudo seja entregue a eles em uma bandeja, suponho. Na primeira pedra no caminho tudo está perdido. Seu pai poderia encontrar uma maneira de passar o trator por cima de qualquer coisa. E sua mãe, com quem sempre comparei você, abriu caminhos através de qualquer problema sem complicações. E ainda quer ser presidente... — terminou mal-humorada. — Vou reconsiderar meu voto.

— Não estou concorrendo à presidência.

— Ainda.

— Ainda — concordou Alan. — E vou me casar com Shelby.

— Oh! — Mais calma, Myra voltou a sentar-se. — Talvez eu vote em você, então. Quando?

Olhando para o teto, Alan considerou, calculando.

— Sempre gostei de Hyannis Port no outono — refletiu. Olhando para Myra, sorriu lentamente. — Shelby vai adorar se casar em um castelo, não acha?

Capítulo 6

Uma semana tem apenas sete dias, e Shelby passou por quase seis deles fingindo que não estava ficando louca. No meio da tarde da sexta-feira, já faltavam desculpas para seu mau humor e sua distração.

Ela não andava dormindo bem; por isso estava apática. Não tinha boas noites de sono também porque estava muito ocupada, na loja e com uma série de compromissos sociais. Shelby não recusou nenhum convite que recebeu durante a semana. E tudo entrou em um círculo: por estar apática, exausta, ou o que quer que fosse, estava esquecendo das coisas, como se alimentar. Por ter desregulado seu sistema, estava irritada. E, por estar irritada, não sentia fome.

Shelby conseguiu viver nesse círculo de justificativas por dias sem apontar o dedo para Alan. Muitas vezes, dizia a si mesma que não pensara nele. Nem uma única vez. Conforme acontecia, Shelby começou a dizer-se várias vezes por dia que não tinha pensado nele. Uma vez, ficou tão satisfeita consigo mesma por não ter pensado em Alan que atirou um vaso contra a parede da oficina.

Tudo isso era tão contraditório para Shelby que ela foi forçada a recorrer a sua rota circular de racionalidade novamente.

Trabalhava quando podia: tarde da noite, quando não aguentava ficar acordada na cama; de manhã cedo, pelo mesmo motivo. Quando saía, mostrava-se alegre de uma forma tão desesperada que alguns de seus amigos mais próximos começaram a observá-la com preocupação. Ter sempre algo para fazer tornou-se de primordial importância. Então, ela esquecia que tinha combinado de se encontrar com amigos para jantar e se trancava em sua oficina.

Podia ser o clima, Shelby pensou ao sentar-se atrás do balcão, apoiando o queixo na mão. O rádio trazia-lhe música e ela agradeceu o barulho, com anúncios regulares de que a chuva terminaria no domingo. Para ela, o domingo estava a anos-luz de distância.

A chuva deprimia muitas pessoas, e só porque isso nunca tinha acontecido com ela antes não significava que não estava deprimida agora. Dois dias de chuva constante. Uma chuva forte poderia deixar qualquer um mal-humorado. Inquieta, Shelby observou a rua pela vitrine enquanto a água continuava a cair.

Chuva não era bom para os negócios, constatou. Teve poucos clientes naquele dia e no anterior. Normalmente, teria fechado a loja, dado de ombros, e acharia outra coisa para fazer. Mas, por teimosia, ela continuou lá, franzindo a testa, tão sombria quanto a chuva.

Talvez viajasse no final de semana, pensou. Entraria em um avião e iria até o Maine para surpreender Grant. Ah, ele ficaria furioso, riu Shelby, abrindo o primeiro sorriso verdadeiro que conseguira dar em dias. Ele a atormentaria por aparecer sem avisar. Os dois se divertiriam implicando um com o outro. Ninguém era tão divertido para uma troca de provocações do que Grant.

Grant era perceptivo demais, Shelby lembrou com um suspiro. Ele saberia que algo estava errado e, embora zelasse pela própria privacidade, pegaria no pé de Shelby até que lhe contasse tudo. Ela podia contar para sua mãe, pelo menos parte da história, mas não seria capaz de contar a Grant. Talvez porque ele entenderia a situação muito bem.

Então... Shelby deu outro longo suspiro e considerou suas opções. Poderia ficar em Georgetown e continuar miserável durante o fim de semana, ou poderia sair. Seria divertido jogar algumas coisas no carro e dirigir até deixar a chuva para trás. A estrada de Skyline Drive em Virgínia, ou a praia em Nags Head. Precisava de uma mudança de cenário, ela decidiu abruptamente. Qualquer cenário.

Impulsivamente, Shelby levantou e se preparou para colocar a placa de "Fechado" na porta da loja quando ela se abriu, deixando entrar um sopro de vento frio e um pouco de chuva. Uma mulher com uma capa de chuva amarela e galochas fechou a porta com força.

— Tempo horrível — disse ela alegremente.

— O pior — Shelby deteu sua impaciência. Dez minutos antes, havia considerado fazer malabarismos para atrair um cliente. — Você está procurando algo em particular?

— Vou apenas dar uma olhada.

Ah, claro, pensou Shelby, sorrindo de forma amável. *Eu poderia estar a meio caminho do sol quando ela terminasse de "dar uma olhada"*, pensou, amargurada. Considerou dizer à mulher que tinha dez minutos para fechar, mas mudou de ideia:

— Fique à vontade.

— Uma vizinha me indicou sua loja. — A mulher parou para estudar um vaso pesado, adequado para um pátio ou terraço. — Ela comprou um jogo de café que gostei. Um azul-pálido com pintura de amores-perfeitos.

— Sim, me lembro dele. — Shelby conseguiu manter o sorriso amigável no lugar enquanto observava as costas da mulher. — Eu não faço duas peças iguais, mas se estiver interessada em conjuntos de café, tenho alguns semelhantes. — Correndo os olhos pela loja, tentou lembrar onde havia colocado as peças.

— Na verdade, não era o conjunto específico que me interessou, mas a mão de obra foi o que chamou a atenção. Ela me disse que você faz todo seu estoque sozinha.

— Isso mesmo. — Shelby forçou-se a ficar imóvel e concentrar-se na mulher. Atraente, na casa dos trinta, amigável. O cabelo lustroso e moreno tinha mechas claras suaves e sofisticadas. Shelby desejou que ela voltasse para o lugar do qual viera, e imediatamente ficou furiosa consigo mesma. — Tenho um torno no quarto dos fundos — continuou, fazendo mais um esforço. — Também faço todas as finalizações lá.

A cliente agachou-se ao lado de uma urna, estudando-a meticulosamente.

— Você já usou moldes?

— De vez em quando uso, para algo como essa peça enorme, ou para gnomos, mas prefiro o torno.

— Sabe, você tem um talento maravilhoso. E bastante energia. — Levantando-se, a mulher correu a ponta do dedo pelo bico de uma cafeteira. — Posso imaginar quanto tempo e paciência é necessário para produzir tudo isso, além da habilidade.

— Obrigada. Acho que, quando gostamos de algo, nem pensamos no tempo que leva para fazê-lo.

— Humm, eu sei. Sou decoradora. — Andando pela loja, ela entregou a Shelby um cartão de visita. Maureen Francis, Design de Interiores. — Estou fazendo meu próprio apartamento no momento, e preciso dessa cafeteira, dessa urna e daquele vaso. — Ela apontou para cada uma de suas escolhas antes de voltar para Shelby. — Posso pagar agora e retirar na segunda-feira? Não quero levá-los na chuva.

— Claro. Vou deixá-los prontos e embalados para quando desejar.

— Ótimo! — Maureen tirou uma carteira da bolsa de couro que carregava. — Sabe, tenho a sensação de que vamos fazer negócios com frequência. Estou em D.C. há cerca de um mês, mas já consegui alguns trabalhos interessantes. — Ela olhou para cima com outro sorriso antes de finalizar o pagamento. — Gosto de usar peças artesanais no meu trabalho. Não há nada pior que um cômodo que pareça ter sido feito por um decorador profissional.

Aquilo, vindo de alguém que ganhava a vida decorando cômodos, intrigou Shelby. Ela esqueceu a vontade de apressar a saída de Maureen.

— De onde você é?

— Chicago. Trabalhei para uma grande empresa lá por dez anos. — Ela guardou novamente a carteira. — Fiquei com uma coceira para começar meu próprio negócio.

Acenando com a cabeça, Shelby terminou de fazer o recibo.

— Você é boa?

Maureen piscou para a pergunta contundente, depois sorriu.

— Sou muito boa.

Shelby analisou o rosto da mulher por um momento. Olhos cândidos, um toque de humor. Cedendo, como sempre, ao impulso, rabiscou um nome e endereço na parte de trás do recibo.

— Myra Ditmeyer — explicou a ela. — Se existe uma pessoa que sabe de alguém procurando por trabalhos de decoração, é Myra. Fale que foi indicação minha.

Um pouco atordoada, Maureen olhou para o recibo. Ela estava em D.C. o tempo suficiente para saber quem era Myra Ditmeyer.

— Obrigada.

— Myra vai querer saber a história de sua vida em troca, mas... — Shelby foi interrompida pelo som da porta se abrindo, mais uma vez. Teve a experiência única de ser pega completamente desprevenida.

Alan fechou a porta e, calmamente, tirou o casaco molhado antes de se aproximar dela. Dando a Maureen um aceno amigável, ele segurou o queixo de Shelby, inclinou-se sobre o balcão e a beijou.

— Eu te trouxe um presente.

— Não! — O pânico rápido em sua voz a deixou nervosa. Depois de empurrar a mão dele, deu um passo para trás. — Vá embora! — ainda inclinado sobre o balcão, Alan falou para Maureen: — Você acha que isso são modos de reagir quando alguém lhe traz um presente?

— Bem, eu... — Maureen olhou de Shelby para Alan antes de mexer os ombros mostrando que não queria se envolver.

— Claro que não é — ele continuou como se Maureen tivesse concordado, tirando uma caixa do bolso do casaco e colocando-a no balcão.

— Eu não vou abrir. — Shelby olhou para a caixa apenas porque assim não precisava olhar para Alan. Não arriscaria ter sua mente dominada novamente tão cedo. — E estou fechando a loja.

— Não nos próximos quinze minutos. Shelby é muito rude às vezes — disse a Maureen. — Você gostaria de ver o que eu trouxe?

Dividida entre o desejo de fugir e a curiosidade, Maureen hesitou por um tempo. Alan arrancou a tampa da caixa e tirou um pequeno pedaço de vidro colorido com formato de arco-íris. A mão de Shelby estava a meio caminho, e então ela parou.

— Droga, Alan! — Como ele poderia saber o quanto ela precisava ver um arco-íris?

— Essa é a resposta tradicional dela — afirmou a Maureen. — Significa que gostou.

— Falei para não me enviar mais nada.

— Eu não enviei — apontou ao entregar-lhe o arco-íris. — Eu trouxe.

— Não quero isso — disse ela exasperada, mas seus dedos se enrolaram no objeto. — Se você não fosse um MacGregor teimoso, me deixaria em paz.

— Felizmente para nós dois, temos algumas coisas em comum. — Segurou-a pela mão antes que ela pudesse evitá-lo. — Sua pulsação está acelerada de novo, Shelby.

Maureen limpou a garganta.

— Bem, acho que já vou indo. — Colocou o recibo em sua bolsa enquanto Shelby olhava impotente para Alan. — Voltarei na segunda-feira — acrescentou, embora nenhum deles estivesse prestando atenção em sua partida. — Se alguém me desse um arco-íris em um dia como hoje — comentou enquanto se dirigia para a porta —, eu ficaria apaixonada.

Apaixonada, Shelby repetiu em sua mente. Só voltou a si com o barulho da porta sendo fechada.

— Pare com isso! — ordenou e soltou sua mão. Quando desligou o rádio, a sala ficou em silêncio, acentuado pelo barulho da chuva. Era tarde demais. Percebeu que havia cometido seu primeiro erro. Agora, era evidente que sua respiração não estava regular como deveria. — Alan, vou fechar a loja.

— Boa ideia. — Ele caminhou até a porta, virou a placa e trancou a fechadura.

— Espere um pouco! — ela começou furiosamente. — Você não pode... — Parou de falar quando Alan começou a andar em sua direção. Seu olhar calmamente determinado a fez dar um passo para trás e engolir em seco. — A loja é minha, e você... — Encostou as costas na parede quando ele passou pelo balcão.

— E *nós* — disse, parando diretamente na frente dela — vamos jantar.

— Eu não vou a lugar nenhum.

— Você vai — corrigiu ele.

Shelby olhou para Alan, confusa e ofegante. A voz dele não tinha saído com um tom feroz ou impaciente. Não havia raiva em seus olhos. Ela preferia a raiva àquela autoconfiança simples e incontestável. Uma pessoa estourada era mais facilmente dobrada por outra com o mesmo temperamento. Se ele estava calmo, disse a si mesma, ela também ficaria. — Alan, você não pode me dizer o que fazer. Depois de tudo...

— Estou dizendo agora — respondeu com facilidade. — Cheguei à conclusão de que já pediram muitas coisas para você, mas quase nunca ordenaram.

— Suas conclusões não me interessam — revidou. — Quem você pensa que é para exigir algo de mim? — Como resposta, ele a puxou para mais perto. — Eu não vou. Tenho planos para o fim de semana. Estou indo para a praia.

— Onde está seu casaco?

— Alan, já falei...

Achando a jaqueta de Shelby pendurada atrás do balcão, Alan a entregou para ela.

— Você quer sua bolsa?

— Você entendeu que não vou com você?

Ele a ignorou e pegou a bolsa atrás do balcão e as chaves que estavam ao lado. Agarrou o braço de Shelby e puxou-a através da parte traseira da loja.

— Droga, Alan, eu disse que não vou! — De repente, Shelby foi empurrada para a chuva enquanto Alan trancava a porta. — Eu não quero ir a nenhum lugar com você.

— Que pena. — Colocou as chaves dela no bolso e vestiu o próprio casaco enquanto Shelby ficou parada na chuva, sem arredar pé.

Ela tirou o cabelo pingando de seus olhos e plantou os pés bem firmes no chão.

— Você não pode me obrigar a ir.

Ele levantou uma sobrancelha, fazendo um longo e pensativo estudo sobre ela. Shelby estava lívida de raiva, encharcada e bonita à sua maneira. E ele observou, com satisfação, um pouco insegura consigo mesma. Já era hora.

— Vamos ter que começar a contar o número de vezes que você me diz que não posso fazer algo — comentou antes de agarrá-la pelo braço e arrastá-la para o carro dele.

— Se você acha... — Shelby interrompeu-se quando foi empurrada, sem cerimônia, para dentro do veículo. — Se você pensa — retomou — que estou impressionada com seu comportamento de homem das cavernas, não poderia estar mais enganado. — Não costumava ser arrogante para manter a dignidade, mas quando decidia fazer isso, ninguém fazia melhor do que ela. Mesmo molhada. — Me devolva minhas chaves. — Imperiosamente, estendeu a mão com a palma estendida para cima.

Alan pegou a mão estendida e beijou-lhe a palma, então ligou o carro.

Shelby fechou a mão em um punho, tentando parar a onda de calor que começou no ponto do beijo e se espalhou por todo seu corpo.

— Alan, não sei o que deu em você, mas isso tem que parar. Quero minhas chaves e quero voltar para casa.

— Depois do jantar — respondeu, como se nada estivesse acontecendo. — Como foi sua semana?

Shelby cruzou os braços e só então percebeu que ainda estava segurando o arco-íris que Alan havia comprado. Enfiou o objeto no bolso da jaqueta, que estava amassada ao seu lado.

— Não vou jantar com você.

— Acho que um lugar calmo seria melhor. — Ele virou à direita, acompanhando o tráfego pesado e lento. — Você parece um pouco cansada, querida. Não dormiu bem?

— Dormi, sim — mentiu. — Fiquei fora até tarde ontem. — Ela se virou para encará-lo. — Em um encontro. — Alan controlou o ciúme repentino. A habilidade dela de provocá-lo da maneira certa já não era uma surpresa. Encontrou os olhos cinzentos por um breve momento.

— Foi divertido?

— Muito! David é músico e muito sensível. Muito apaixonado — acrescentou com malícia. — Estou louca por ele. — David ficaria surpreso, já que era noivo de uma das amigas de Shelby, mas ela duvidava que voltassem a tocar nesse assunto. — Na verdade — ela continuou com uma súbita inspiração —, ele virá para me buscar às 19h. Então, adoraria se você voltasse e me levasse para casa.

Em vez de fazer o que ela pediu ou ficar bravo, como o esperado, Alan olhou para o relógio.

— Que chato. Duvido que voltaremos até às 19h. — Shelby ficou em silêncio, e ele estacionou o carro. — Melhor colocar sua jaqueta. Teremos que andar meio quarteirão. — Como Shelby permaneceu calada, sem nem se mexer, Alan se inclinou sobre ela como se fosse abrir a porta. Sua boca roçou a orelha dela. — A menos que você queira ficar no carro e dar uns amassos.

Shelby virou a cabeça, pronta para retrucar com fúria, mas seus lábios encontraram os dele de leve e isso foi suficientemente devastador. Em um movimento rápido, ela saiu do carro, colocando a jaqueta com violência.

Ela entraria no jogo dele, disse a si mesma tentando controlar sua respiração. E, quando pegasse suas chaves, o faria sofrer por cada minuto. Alan juntou-se a ela na calçada, segurou-a pelas mãos e apenas a olhou sentindo a resistência de Shelby derreter.

— Você está com gosto de chuva — murmurou ele, antes de ceder à tentação de cumprir a promessa do breve encontro de lábios, pressionando seus corpos um ao outro. A semana longe dela quase o deixara louco.

A chuva os molhava, e Shelby pensou em cachoeiras. A jaqueta escorregou de seus ombros, e ela pensou em arco-íris. Todas as necessidades, todos os desejos, correram rapidamente por seu corpo: a dor de sonhos desejosos e incompletos. Como havia passado a vida toda sem ele, sendo que não conseguira ficar sã nem uma semana sem o toque de Alan?

Contra sua vontade, Alan afastou-a. Um pouco mais, e esqueceria que estavam em uma rua pública. O rosto feminino era um marfim pálido tracejado com a chuva doce de primavera. Gotas se aglomeravam nos cílios que cercavam aqueles olhos cinzentos. Eles deveriam estar sozinhos, pensou, em alguma floresta escura ou em um campo aberto e chuvoso. Então, não haveria escapatória. Alan recolocou a jaqueta sobre os ombros dela.

— Eu gosto do seu cabelo molhado. — Em um movimento lento e possessivo, passou a mão sobre as mechas vermelhas. Sem mais uma palavra, abraçou-a pela cintura e a conduziu pela rua.

Shelby conhecia o restaurante. Cheio de cantos sombrios e música íntima. Às 22h, o local estaria barulhento e cheio de pessoas. Um homem como Alan o evitaria, enquanto ela o procuraria. Nesse momento o lugar estava calmo com seus pisos de madeira pálida, velas cintilantes e conversas baixas.

— Boa noite, senador. — disse o *maître* para Alan antes que seu olhar desviasse para Shelby. Ele sorriu. — É bom vê-la de novo, srta. Campbell.

— Boa noite, Mario — respondeu Shelby, procurando por seu orgulho.

— Sua mesa está pronta. — Ele os guiou até uma mesa de canto na parte dos fundos, onde uma vela queimava já pela metade. Mario era muito perceptivo para sentir o ar de romance. — Vinho? — perguntou enquanto segurava a cadeira para Shelby.

— *Pouilly Fuisse*, *Bichot* — solicitou Alan sem consultar Shelby.

— Uma ótima escolha, 1979 — disse Mario, com um aceno de aprovação. — O garçom virá atendê-los em breve.

Shelby afastou o cabelo úmido dos olhos.

— Talvez eu queira uma cerveja.

— Da próxima vez — afirmou Alan amigavelmente.

— Não haverá uma próxima vez. Esteja certo disso, Alan — retrucou enquanto ele traçava uma linha imaginária em sua mão. — Eu nem estaria aqui se você não tivesse me trancado para fora de minha própria casa. Não me toque dessa maneira — acrescentou em um tom furioso.

— Como você quer que eu te toque? Você tem mãos muito sensíveis — murmurou Alan antes que ela pudesse responder. Passou um polegar sobre o nó de um dos dedos de Shelby e sentiu um leve tremor. Esta noite, prometeu a si mesmo, sentiria aquele tremor novamente, mas em cada parte do corpo dela. — Quantas vezes você pensou em mim esta semana?

— Eu não pensei em você — Shelby revidou, e sentiu uma ponta de culpa por mais uma mentira. — Tá bom, e se eu pensei? — Ela tentou puxar sua mão, mas Alan simplesmente entrelaçou seus dedos aos dela e segurou-a. Era um gesto singelo e convencional, um homem civilizado poderia fazê-lo em público sem chamar atenção. Embora ela soubesse disso, tentou desprezá-lo mesmo sentindo o prazer correr até seus dedos dos pés. — Eu fiquei mal por ter sido grossa com você, mas, após o seu comportamento esta noite, vejo que eu deveria ter sido mais grossa ainda. E posso ser — acrescentou em tom de ameaça.

Alan apenas sorriu quando Mario trouxe o vinho para a mesa. Olhando para Shelby, Alan provou, depois assentiu.

— Muito bom. É o tipo de sabor que permanece por horas. Mais tarde, quando eu te beijar, o sabor ainda estará lá.

O sangue começou a zumbir nos ouvidos de Shelby.

— Só estou aqui porque você me arrastou.

Para seu crédito, Mario não derramou uma gota do vinho que servia enquanto ouvia a conversa.

Os olhos dela brilharam como se pegassem fogo, enquanto Alan continuava sorrindo. Ela prosseguiu:

— E já que você se recusa a devolver minhas chaves, vou simplesmente chamar um chaveiro e trocar a fechadura. Você receberá a conta.

— Depois do jantar — sugeriu Alan. — Gostou do vinho?

Franzindo o cenho, Shelby levantou a taça e bebeu metade do conteúdo em um só gole.

— É bom. — Seus olhos, insolentes agora, ficaram nivelados com os dele. — Isso não é um encontro, você sabe disso, não é?

— Parece mais uma discussão parlamentar, não? Mais vinho?

A paciência estava de volta. Ela queria bater os punhos na mesa. Isso chamaria a atenção das pessoas e seria bem feito para ele. Mas, então, lembrou do pequeno artigo no jornal e desistiu da ideia. Shelby encolheu os ombros enquanto Alan servia mais vinho. — O vinho e a luz das velas não funcionam.

— Não? — Ele decidiu não informar que ela ainda estava segurando a sua mão tanto quanto ele estava segurando a dela. — Bem, pensei que era hora de algo mais tradicional.

— Sério? — Ela teve que sorrir. — Então, eu deveria ter ganhado uma caixa de chocolates ou um buquê de rosas. Isso é tradicional.

— Eu sabia que você preferiria ganhar um arco-íris.

— Você sabe demais. — Ela pegou o menu que o garçom colocou ao seu lado e enterrou o rosto por trás. Já que ele a havia arrastado pela chuva, ela bem que poderia comer. Comer muito, Shelby corrigiu. Seu apetite voltou com força, assim como sua energia, foi obrigada a admitir. No momento em que o vira a apatia desaparecera.

— Você está pronta para fazer seu pedido, srta. Campbell?

Shelby olhou para o garçom e sorriu.

— Sim, estou. Vou querer a salada de frutos do mar com abacate, o *consommé*, o lombo de cordeiro com molho *bearnaise*, uma batata assada e os corações de alcachofra. Olharei o menu de sobremesas mais tarde.

O garçom anotou o pedido sem mover sequer uma sobrancelha.

— Senador?

— A salada da casa — disse ele, sorrindo com a branda expressão de Shelby. — E os lagostins. Vejo que a caminhada na chuva te deixou com fome.

— Já que estou aqui, vou aproveitar para comer. Bem... — Em uma das suas mudanças rápidas de humor, ela descansou os braços cruzados sobre a mesa e se inclinou sobre eles. — Nós temos que passar o tempo, não? Sobre o que devemos falar, senador? Como estão as coisas no gabinete?

— Agitadas.

— Ah, o grande problema. Você está fazendo hora extra para impedir a lei de Breiderman. Bom trabalho, devo dizer. Depois, há seu projeto de estimação atual. Algum progresso em espremer dos fundos federais a verba de que precisa?

— Houve alguns progressos. — Ele a encarou pensativo por um momento. Para uma mulher que tinha tanta aversão à política, Shelby estava bem informada. — O prefeito daqui está entusiasmado com a criação do mesmo tipo de abrigos que fizemos em Boston. Por enquanto, teremos que contar principalmente com contribuições e voluntários. Precisaremos de muito mais antes de ter o apoio para levar o projeto para o resto do país.

— Você tem uma briga longa em suas mãos, levando em conta as finanças atuais e os cortes no orçamento.

— Eu sei, mas no fim acabarei vencendo. — Um sorriso tocou levemente seus lábios. — Posso ser muito paciente até certo ponto e, depois, posso ser muito... insistente.

Desconfiando um pouco do brilho nos olhos de Alan, Shelby permaneceu em silêncio enquanto as saladas eram servidas.

— Você pisou em alguns calos no caso de Breiderman. Eles vão querer dar o troco.

— Esse é o nome do jogo. Nada que vale a pena vem sem complicações. E tendo a resolvê-las à medida que aparecem.

Sem se preocupar em fingir que não o compreendera dessa vez, Shelby começou a comer sua salada.

— Você não pode usar as táticas de uma campanha em um romance, senador. Ainda mais com alguém que conhece muito dessas estratégias.

— É um conceito interessante. — O humor estava nos olhos de Alan e em seu sorriso. Shelby percebeu que os dedos dela estavam coçando para tocar aquele rosto. — Você deve admitir que minhas declarações foram claras. Não fiz nenhuma promessa que não vou cumprir, Shelby.

— Eu não sou um dos seus eleitores.

— Isso não muda minha plataforma.

Shelby sacudiu a cabeça, sentindo-se exasperada e entretida.

— Eu não vou discutir com você no seu território. — Brincando com os restos de sua salada, olhou-o. — Acredito que você tenha visto a foto no jornal.

— Sim. — Ela havia ficado incomodada, Alan percebeu, embora falasse sobre o assunto de forma natural e com um pequeno sorriso. — Gostei de ser lembrado daquele momento em particular. Sinto muito que tenha lhe incomodado.

— Não fiquei incomodada — emendou ela rapidamente. — Não de verdade. — O garçom recolheu a salada e substituiu-a por um *consommé*. Shelby começou a mexer a sopa com distração. — Só me lembrou do quanto você está exposto ao público. Isso te incomoda?

— De vez em quando. A publicidade é uma parte intrincada da minha profissão. Pode ser um meio para um fim, ou um simples incômodo. — Ele queria fazer Shelby sorrir. — E, claro, estou interessado em ver a reação de meu pai quando souber que eu estava no zoológico com uma Campbell.

A fraca tensão nos ombros de Shelby relaxou quando ela riu.

— Você teme por sua herança, Alan?

— Temo mais por minha pele — respondeu ele. — Ou meus ouvidos, pelo menos. Espero atender o telefone qualquer dia e ser recepcionado com gritos.

Ela sorriu quando pegou seu vinho.

— Você o deixa pensar que ele te intimida?

— De tempos em tempos. Isso o mantém feliz.

Shelby pegou um pão, quebrou-o em dois e ofereceu metade para Alan.

— Se você fosse inteligente, ficaria longe de mim. Você não deveria arriscar um tímpano estourado por isso: ficaria difícil ouvir o planejamento da oposição na sala ao lado.

— Eu posso lidar com meu pai quando chegar a hora.

— Ou seja, depois que lidar comigo.

Ele levantou o copo em um pequeno brinde.

— Precisamente.

— Alan. — Ela sorriu de novo, mais confiante depois da comida e do vinho. — Você não vai lidar comigo.

— Veremos. Seu cordeiro chegou.

Capítulo 7

SHELBY QUERIA PODER DIZER QUE não tinha se divertido. Poderia ter desejado que Alan não tivesse conseguido fazê-la rir tão facilmente. Ou que ele não tivesse conseguido convencê-la a caminhar pela rua M, sob a chuva, para ver vitrines e observar pessoas, e beber uma última taça de vinho em um pequeno café lotado.

Shelby poderia ter desejado, mas não o fez. Pela primeira vez em uma semana, estava rindo, relaxando e aproveitando a vida sem esforço. Teria consequências, sempre havia consequências, mas deixaria para pensar nelas só no dia seguinte.

Mais de uma vez, alguém passou por sua mesa com uma saudação para Shelby e um olhar especulativo sobre Alan. Isso a lembrou que bares pequenos e escuros eram seu território. Aberturas de balé eram o dele. Isso era outra coisa na qual pensaria no dia seguinte.

— Olá, querida.

Shelby olhou para cima e para trás quando sentiu mãos em seus ombros.

— Olá, David. Oi, Wendy.

— Ei, você devia ter nos ligado hoje à noite — lembrou-lhe David. O pianista do bar mudou a música para algo quente e pulsante, e David a olhou automaticamente. — Vimos a nova peça de teatro sem você.

Wendy, suave e graciosa, com o cabelo comprido ondulado, sorriu enquanto deslizava um braço em torno da cintura de David.

— Você não perdeu nada.

— Eu acabei... — Shelby lançou um olhar para Alan — me distraindo. Alan, esses são David e Wendy.

— Prazer em conhecê-los. — Alan deu um sorriso ao homem desengonçado com um fio de barba. — Gostariam de se sentar com a gente?

— Obrigado, mas estamos de saída. — David passou a mão no cabelo de Shelby antes de roubar um gole de seu vinho. — Tenho que tocar em um casamento amanhã.

— David ainda está tentando descobrir como vai tocar no nosso casamento mês que vem. Ah é! Preciso ligar para você depois para conversar sobre aquele buffet grego de que me falou. — Wendy deu a Alan um sorriso amável. — Shelby diz que o uzo é a escolha certa para animar uma festa. Nos vemos mais tarde — acrescentou enquanto puxava o braço de David.

Alan observou-os irem embora.

— Ele é rápido — comentou ao beber seu vinho.

— David? — Shelby deu-lhe um olhar intrigado. — Na verdade, sua velocidade mais rápida é um rastejar constante, a menos que ele esteja com uma guitarra nas mãos.

— Sério? — Os olhos de Alan se encontraram com os dela enquanto sorria, mas Shelby não entendeu a diversão neles. — Você saiu com ele na noite passada, e ele já está planejando se casar com outra pessoa.

— Saí com ele...? — ela começou com uma risada, então lembrou-se do que havia dito no início da noite. — Ah! — Meio aborrecida e ao mesmo tempo consciente do ridículo da situação, Shelby brincou com seu copo. — Homens são criaturas inconstantes.

— Aparentemente. — Ao aproximar-se, ergueu o queixo dela com a ponta do dedo. — Você está aguentando bem.

— Não gosto de mostrar meus sentimentos. — Exasperada e entretida, abafou uma risada. — Droga, eles tinham que escolher justo hoje para vir aqui?

— De todos os bares, de todas as cidades...

— Bem colocado! — Shelby riu. — Eu deveria ter pensado nessa citação, já que *ouvi Casablanca* dias atrás.

— Ouviu?

— Sim. Bem... — Ela levantou o copo em um brinde. — Aos corações partidos?

— Ou às mentiras bobas? — respondeu Alan.

Shelby enrugou o nariz quando bateu o copo contra o dele.

— Costumo mentir muito bem. Além disso, eu *saí* com David. Uma vez. Três anos atrás. — Ela terminou seu vinho. — Talvez quatro. Você já pode parar de sorrir desse jeito irritante, senador.

— Eu estava? — Levantando-se, ele ofereceu a Shelby sua jaqueta úmida. — Que grosseiro da minha parte.

— Teria sido mais educado não revelar que me pegou em uma mentira — comentou Shelby enquanto eles caminhavam pela multidão, de volta para a chuva. — O que não teria acontecido se você não tivesse me deixado nervosa ao ponto de não conseguir pensar em um nome melhor para minha mentira.

— Pelo que entendi, a culpa é minha? — Alan passou um braço em torno dos ombros dela de uma maneira tão casual e amigável que Shelby não protestou. — Suponho que devo pedir desculpas por não ter lhe dado tempo para pensar em uma mentira que fosse boa o suficiente.

— Parece justo. — Shelby ergueu o rosto para a chuva, esquecendo como a amaldiçoara apenas algumas horas antes. As gotas caíam suaves, frias e limpas em sua pele. Poderia andar sob ela por horas. — Mas não vou te agradecer pelo jantar — ela acrescentou com um sorriso. Virando-se, apoiou as costas na porta do carro de Alan quando chegaram. — Nem pelo vinho, nem pela luz das velas.

Alan olhou para o rosto insolente, molhado de chuva, e a desejou com desespero. Ela mostrava essa insolência em sua paixão, assim como havia toques de frescor. Enfiou as mãos nos bolsos antes que cedesse ao impulso de puxá-la ali mesmo. — E quanto ao arco-íris?

Shelby sorriu:

— Talvez eu lhe agradeça por ele. Ainda não decidi. — Shelby entrou no carro rapidamente. Seus joelhos estavam moles, descobriu, com aquele longo olhar que Alan havia lhe dado antes de falar. Seria sensato manter o clima ameno como no café, pelo menos até que ela estivesse segura dentro de seu apartamento e ele estivesse longe. — Sabe, eu estava planejando dirigir até a praia hoje à noite. Você arruinou meus planos.

— Você gosta da praia na chuva?

— Talvez não estivesse chovendo lá — salientou Shelby enquanto o motor roncava. — E, de qualquer forma, eu gosto.

— Gosto mais de tempestade. — Alan dirigiu o Mercedes ao redor de uma esquina. — No anoitecer, quando há apenas luz suficiente para ver a briga entre o céu e a água.

— Sério? — Intrigada, ela estudou seu perfil. — Achei que seu tipo fosse mais praias tranquilas no inverno, quando é possível fazer longas caminhadas e ter pensamentos profundos.

— Tudo tem o seu tempo.

Shelby podia imaginar a cena: o relâmpago, o trovão, o sopro de excitação no vento. Algo além do vinho aqueceu seu sangue. Soube que havia perigos escondidos nele desde o primeiro momento em que o vira, mas agora eles pareciam mais visíveis. Uma hora, se não fosse cuidadosa, seria pega no furacão.

— Minha irmã mora em Atlantic City — disse Alan. — Eu gosto de ir até lá fora da temporada para passar alguns dias na praia e perder dinheiro no cassino dela.

— Sua irmã é dona de um cassino?

— Ela é sócia do marido em alguns. — Achando graça na surpresa de Shelby, ele sorriu. — Rena costumava ser crupiê de blackjack. Ainda o faz, de vez em quando. Pensou que minha família era toda certinha e tediosa, Shelby?

— Não exatamente — respondeu ela, embora tivesse pensado um pouco. — Não pelo que ouvi sobre o seu pai. Myra parece gostar muito dele.

— Eles gostam de discutir um com o outro. Ele é tão teimoso quanto a Myra.

Alan estacionou ao lado do apartamento de Shelby, então saiu do carro antes que ela dissesse que não precisava.

— Pronto, você conseguiu seu jantar, senador. — Ao subirem as escadas, Shelby pegou sua bolsa, num gesto automático, para buscar suas chaves.

— Elas ainda estão comigo — lembrou-a Alan, enquanto as tirava do bolso. — Elas devem valer uma xícara de café.

— Acho que isso é suborno.

— Suborno? — O olhar de Alan era calmo e razoável. — Não, foi uma suposição.

Shelby hesitou e, então, suspirou. Ela já conhecia o bastante dele para saber que poderiam discutir sobre tal suposição durante uma hora na entrada do apartamento — e Alan ainda acabaria recebendo sua xícara de café. Afastando-se, fez um gesto para que ele abrisse a porta.

— Café — disse Shelby, como se estivesse delimitando as linhas de uma fronteira. Depois de entrar, tirou o casaco, e jogou-o descuidadamente sobre uma cadeira na cozinha. O gato se debateu por baixo da jaqueta, saltou para o chão e os encarou com seu único olho. — Ah, me desculpe! — Shelby abriu um armário para tirar de lá um envelope de comida de gato. — É culpa dele — explicou ela a Moshe apontando para Alan. Quando o gato atacou sua refeição, Shelby olhou para Alan. — Ele não gosta quando atraso seu jantar. Ele é muito sistemático.

Alan deu um olhar superficial ao gato gordo e guloso.

— Ele não parece que passa fome.

— Não. — Tirando a franja dos olhos, Shelby foi até a pia encher a cafeteira. — Mas fica facilmente irritado. Se eu... — Ela perdeu a capacidade de pensar quando as mãos de Alan pousaram sobre seus ombros. — Se esqueço de alimentá-lo, ele... — A cafeteira bateu na pia quando a boca masculina roçou sua orelha. — Fica mal-humorado — conseguiu terminar, desligando a torneira com força. — Colegas de quarto mal-humorados deixam as coisas mais difíceis.

— Eu imagino — murmurou Alan. Afastando o cabelo da nuca de Shelby, ele mordiscou a pele sensível. Ela sentiu o fogo começar a queimar dentro de si e teve de fazer um esforço para ligar a cafeteira na tomada. — Shelby... — As mãos deslizaram por seu corpo dos ombros até a cintura.

Iria ignorá-lo, disse a si mesma. Ignorar completamente o que ele estava fazendo.

— O quê?

— *Humm.* — Alan traçou beijos ao redor do pescoço dela. O perfume era mais forte e vibrante ali, descobriu, logo acima da clavícula. Passou a língua sobre o local e a ouviu inspirar de forma rápida e instável. — Você não colocou o pó de café.

Ela estremeceu, depois agarrou o balcão com as duas mãos para evitar que isso acontecesse novamente.

— O quê?

Alan aproximou-se para puxar o plugue da tomada e virou Shelby de frente para si:

— Você não colocou pó de café na cafeteira — explicou entre beijos dados nos cantos dos lábios de Shelby.

Por um momento, ela fraquejou e fechou os olhos.

— Onde?

Os lábios dele passaram para sua bochecha.

— Na cafeteira.

— Vai ficar pronto em alguns minutos — murmurou Shelby quando ele beijou-lhe as pálpebras. Ouviu uma risada suave e perguntou-se porque isso soara tão triunfante. Usou toda sua força para lutar contra o fogo que já estava ficando fora de controle. — Alan… — Beijos leves percorreram seu rosto, adicionando combustível ao incêndio. — Você está tentando me seduzir.

— Não, não estou tentando. — Ele mordiscou o lábio de Shelby suavemente, depois os deixou insatisfeitos quando desceu para o pescoço novamente. Queria sentir aquela pulsação frenética. — *Estou* te seduzindo.

— Não. — Shelby ergueu os braços para empurrá-lo para longe, mas, de alguma forma, seus braços contornaram o pescoço dele. — Não vamos para a cama.

Alan controlou com dificuldade o desejo urgente que o arrematou enquanto seus dedos passavam pelo cabelo de Shelby.

— Não? — Ele provocou seus lábios novamente. — Por quê?

— Porque… — Shelby se esforçou para lembrar quem era e onde estava. — Porque é… o caminho da perdição?

Ele deu uma risada abafada contra a boca dela antes de deixar a língua tocar os lábios para provocá-la.

— Tente novamente.

— Porque… — O desejo crescia muito rápido dentro de Shelby, além do que ela conseguia compreender. Necessidades não deveriam ser tão dolorosas. A fome não deveria vir em ondas que a irritavam. Ela sabia disso porque sentira os dois antes. Isso *tinha* que ser algo diferente, e ainda assim não parecia ter nenhum nome. Havia muita fraqueza, e uma força motriz e ardente que ameaçava consumir tudo o que ela pensava saber. — Não! — Um pânico real e incisivo a atravessou. — Não podemos porque eu te quero demais. Não posso deixar isso acontecer, entende?

— Tarde demais. — Ainda beijando-lhe o rosto, ele a guiou pelo apartamento. — Tarde demais, Shelby. — Ele escorregou a blusa dela pelos ombros e deixou-a cair no chão. Essa vez, a primeira vez, pensou, seria uma sedução. Uma da qual ambos se lembrariam para sempre. — Macia. Você é muito macia para eu resistir. — Tomando seu tempo, ele passou as mãos pelos braços e ombros de Shelby. — Você sabe quantas vezes pensei em estar com você assim? Quantas vezes pensei em tocá-la... — seus dedos roçaram o sutiã fino sobre seu peito — ... dessa forma? — Silenciosamente, a saia de Shelby caiu no chão na entrada do quarto. — Consegue ouvir a chuva, Shelby?

Ela sentiu o edredom em seus ombros enquanto se deitavam na cama.

— Sim.

— Eu vou fazer amor com você. — Os lábios estavam tocando o lóbulo da orelha de Shelby novamente, destruindo qualquer pretensão de recusa. — E toda vez que você ouvir a chuva, vai se lembrar de mim.

Ela não precisaria da chuva para lembrar, pensou Shelby. Alguma vez seu coração havia batido tão rápido? Sua pele havia sido tão macia? Sim, ela podia ouvir a água tamborilando no telhado e contra a janela, mas não precisaria do som novamente para lembrar o modo como suas bocas se encaixavam tão perfeitamente, como o corpo dela parecia se moldar ao dele. Shelby só precisaria pensar nele para se lembrar da maneira como o cheiro da chuva se agarrara ao cabelo masculino, ou como o som de seu nome saíra sussurrado dos lábios de Alan.

Shelby nunca tinha sido dócil com um homem antes, embora não estivesse ciente disso. Agora, ela cedia, deixando que Alan a guiasse para onde ela era tão relutante, ou tão temerosa, em ir. Para a loucura.

Alan parecia querer tocá-la e prová-la por completo, mas de uma forma tão lenta e absoluta que ela podia flutuar, etérea como uma névoa, apenas com sentimentos. Utilizando apenas as pontas de seus dedos e seus lábios, Alan a levava a um plano de contentamento irresistível.

Shelby nunca soubera o que era volúpia de verdade até alcançar os botões da camisa de Alan. Seus braços estavam pesados. Suas mãos, sempre tão inteligentes, e seus dedos, sempre tão hábeis, estavam repentinamente atrapalhados, atrasando o processo e involuntariamente levando-os ao desespero.

A boca de Alan ficou mais gananciosa na dela, seu corpo pressionando-a para prender suas mãos entre as dele. Talvez fosse essa demonstração inconsciente de dominação, ou a sobrecarga de desejos suprimidos, mas ela deixou de resistir e começou a tomar.

A urgência deles combinava, e, quando a de Shelby ameaçava superá-lo, a dele aumentava para equilibrá-las novamente. Ela conseguiu libertar os músculos fortes e sutis de dentro da camisa masculina, suas mãos não mais atrapalhadas. Parecia uma corrida para ver qual dos dois conseguiria levar o outro ao limite de forma mais rápida. A boca de Alan desceu para o restante de seu corpo, demorando em pontos de prazer que Shelby não sabia que existiam até que ele os encontrasse, explorasse e seguisse em frente. Alan retirou a lingerie de seda que ela usava quando suas carícias deixaram de ser gentis. Nenhum dos dois queria gentileza. O que existia entre eles tinha pegado fogo desde o primeiro momento, e estava borbulhando há muito tempo.

Alan sentiu Shelby tremer a cada toque, nos lugares por onde sua língua passava. Sabia que ela havia deixado o medo para trás. Essa era a paixão... a paixão pura e não diluída, que ele sabia que receberia dela caso a esperasse. Era de um turbilhão que ele precisava, e um turbilhão Shelby trouxera.

Agressiva, quente e rápida, ela se moveu com ele, contra ele, para ele, até que o controle de Alan foi dilacerado, destruído e esquecido. Ele podia saboreá-la com cada respiração que tomava: selvagem, doce e tentadora.

Nenhum dos dois estava no comando agora, ambos eram guiados. Shelby o recebeu com um grito que foi abafado contra a boca dele e não tinha nada a ver com rendição. Como trovões e relâmpagos, eles alimentavam um ao outro.

A chuva ainda caía. O som não era mais suave, nem mais alto. Eles podiam ter ficado juntos por horas ou por momentos. Nenhum deles pensou sobre o tempo, apenas no presente. Aqui.

Shelby se enrolou em Alan, com os olhos fechados e finalmente respirando de forma estável; sua mente e corpo estavam agora tão pacíficos que não pareciam ter passado por uma tempestade. Mas havia sido a tempestade, sua parte nela e sua rendição a ela, que lhe trouxera a serenidade que nem sabia que desejava. Alan... Alan era sua paz, seu coração, sua casa.

Estável, sólido, caprichoso, persistente. Havia muitos rótulos para Alan. Talvez fosse por isso que Shelby fora atraída por ele repetidas vezes e por isso que continuara a se afastar.

Alan se mexeu, puxando-a mais para perto. Ele ainda podia sentir as ondas de sentimentos: excitação, paixão, emoções muito vibrantes para serem nomeadas. Shelby continuava o acertando como um vento inebriante e de tirar o fôlego que explodia em todas as direções ao mesmo tempo. Abrupto ou quente, era uma brisa que levava a dureza do mundo sobre o qual ele sabia demais. Alan precisava desse tipo de magia vinda dela, da mesma forma que precisava dar a Shelby o que a havia atraído.

De forma preguiçosa e possessiva, ele passou uma das mãos por suas costas.

— *Humm*, mais uma vez — ordenou Shelby.

Com uma risada, Alan acariciou-a novamente até que ela estivesse ronronando.

— Shelby… — Ela deu outro suspiro como resposta e se aconchegou mais perto. — Shelby, há algo quente e fofo nos meus pés.

— Hummm.

— Se for o seu gato, ele não está respirando.

— MacGregor.

Ele beijou o topo de sua cabeça.

— O quê?

Ela deu uma risada abafada contra o ombro dele.

— É o MacGregor — repetiu ela. — Meu porco.

Houve um momento de silêncio para a ficha cair.

— O quê?

O tom seco e sério rendeu apenas mais risadas de Shelby. Será que conseguiria passar um dia sem ouvi-lo?

— Pergunte de novo. Adorei! — Sentiu necessidade de ver o rosto de Alan, por isso encontrou energia para se inclinar sobre ele e procurar os fósforos na mesa de cabeceira. Seus corpos roçaram distraidamente enquanto Shelby acendia uma vela. — MacGregor — disse ela, dando em Alan um beijo rápido, antes de apontar para o pé da cama.

Alan estudou o rosto suíno sorridente.

— Você deu meu nome a um porco de pelúcia roxo?

— Alan, isso é jeito de falar do nosso filho?! — Os olhos dele a fitaram de uma maneira tão masculina e irônica que ela não aguentou e caiu na risada. — Eu o coloquei aí porque, supostamente, ele deveria ser o único MacGregor capaz de me conquistar e conseguir um espaço em minha cama.

— E foi isso que fiz? — Alan puxou seu cabelo até ela levantar o rosto, divertido pela situação.

— Você sabia muito bem que eu não seria capaz de resistir a balões e arco-íris para sempre. — A luz das velas cintilou sobre o rosto dele, e Shelby traçou com a ponta do dedo os lugares iluminados. — Eu queria resistir aos seus encantos. Eu realmente queria. Eu não ia ceder.

Alan pegou seu pulso, guiando a mão dela para que ele pudesse pressionar um beijo em sua palma.

— Fazer amor comigo?

— Não. — O olhar de Shelby viajou de sua boca para seus olhos. — Me apaixonar por você.

Ela sentiu os dedos de Alan apertarem seu pulso rapidamente e depois afrouxarem devagar enquanto seus olhos ficaram escuros de desejo e fixos nos dela. Estando em cima de Alan, Shelby pôde sentir a mudança nos batimentos cardíacos dele.

— E você está?

— Sim. — A palavra, dita baixinho, ecoou em sua cabeça.

Alan puxou-a para mais perto, acariciando a cabeça de Shelby contra seu peito, sentindo a respiração baixa e lenta enquanto seu braço a rodeava. Não esperava que ela lhe desse tanto. E tão cedo.

— Quando? — perguntou Alan.

— Quando? — repetiu Shelby, desfrutando da sensação de solidez do peito masculino sob sua bochecha. — Algum tempo entre o primeiro passo que demos no terraço dos Write e a abertura de uma cesta de morangos.

— Você demorou... Tudo o que eu precisei fazer foi olhar para você.

Shelby ergueu a cabeça para encará-lo. Ele não estava exagerando, ela sabia. Não era o estilo dele. Palavras simples com verdades simples. Perplexa, segurou o rosto de Alan em suas mãos.

— Se você tivesse me dito isso há uma semana, ou um dia atrás, teria pensado que você era louco. — Rindo, ela pressionou sua boca na dele. — Talvez você seja, não importa. — Com um suspiro, ela se derreteu. — Não importa mesmo.

Ela sabia que tinha ternura dentro de si, para crianças e pequenos animais. Mas nunca sentira ternura de verdade por um homem. Porém, quando o beijou naquele instante, com palavras de amor ainda ecoando em sua cabeça, Shelby foi inundada pelo sentimento. Suas mãos voltaram para o rosto dele, seus dedos de artista rastreando, moldando a forma até memorizá-la ao ponto de poder reproduzi-la se alguém pedisse.

Então, continuou o caminho pelo pescoço de Alan, pelos ombros firmes e musculosos. Ombros para se apoiar, fortes o suficiente para aguentar os problemas de alguém, se fosse preciso. Mas ela não pediria isso. Era suficiente saber que eles estavam lá. Com as bocas ainda unidas, Shelby passou os dedos pelos braços masculinos, como se a primeira tempestade de amor tivesse sido frenética demais para ver o homem por completo. Percebeu, quando desceu o rosto para seu pescoço, que conseguia sentir seu próprio cheiro nele, e achou maravilhoso. Alan a rodeou com seus braços e eles ficaram imóveis por um momento: nus, entrelaçados, contentes.

— Posso te contar uma coisa sem que isso te deixe metido? — Shelby questionou enquanto passava os dedos pelo peito e costelas de Alan.

— Provavelmente não. — Sua voz engrossara com o prazer de ser tocado. — Fico metido à toa.

— Na minha oficina... — Shelby pressionou os lábios em seu peito e sentiu os batimentos cardíacos de Alan acelerarem. — Quando eu estraguei sua camisa e você a tirou para lavar? Eu me virei e vi você... e quis tocá-lo assim. — Ela correu as mãos pelo corpo de Alan, para cima e depois para baixo novamente, para onde sua cintura estreitava. — Desse jeito. E quase o fiz.

Alan sentiu seu sangue começar a pulsar mais forte em sua cabeça, no coração, no corpo todo.

— Eu não teria resistido muito.

— Se eu tivesse decidido tê-lo, senador — murmurou ela com uma risada sensual —, você não teria tido chance de escapar.

— É mesmo?

Shelby passou a língua pelo peito de Alan.

— *Humm* — respondeu quando ouviu a respiração curta e rápida dele. — É isso mesmo. Um MacGregor sempre se curvará a um Campbell.

Alan começou a pensar numa resposta, mas os dedos de Shelby alcançaram o interior de suas coxas. Como político, ele reconhecia o valor de um debate, mas, às vezes, eles não exigiam palavras. Ela poderia argumentar primeiro.

Poderia flutuar sob o toque forte e habilidoso das mãos dela. Conforme a necessidade aumentou em força, o prazer também cresceu com o prolongamento dos carinhos. Ela parecia concentrada com a forma de seu corpo, a textura de sua pele. A luz das velas tremulou, vermelho-pálido, contra a parte de trás de suas pálpebras, enquanto ele se deixava dominar pelo que ela lhe causava. A chuva continuou sua batida monótona, mas Alan ouvia apenas os suspiros silenciosos e os murmúrios de Shelby.

Ela se moveu lentamente, beijando aqui, mordiscando ali. Um toque era capaz de enfraquecer ou excitar. Um beijo poderia acalmar ou enlouquecer. O pulso de Alan ficou mais rápido, e então ele soube que era hora de apresentar seu argumento. Em um movimento rápido, ele a rolou para debaixo de si.

O rosto de Shelby estava corado de calor; sua respiração instável com o fogo da paixão recém-iniciado. Alan olhou-a, querendo guardar aquela imagem para noites frias e tardes apáticas.

O espetáculo selvagem do vermelho que era o cabelo dela caía sobre o verde vívido da colcha. As sombras da vela deslocaram-se sobre o rosto de Shelby, lembrando-lhe da primeira impressão que tivera dela: uma cigana, com fogueiras ao ar livre e violões chorosos. Seus olhos eram escuros, cinza e ansiosos.

— Nós do clã MacGregor temos maneiras peculiares de... lidar com o clã Campbell.

Abaixou-se para beijá-la, mas parou a poucos milímetros de fazê-lo. Estava com os olhos entreabertos, observando-a por entre os cílios, enquanto sua respiração era ofegante. Lentamente, Alan moveu a cabeça para mordiscar-lhe ao longo de seu queixo.

Shelby fechou os olhos em um gemido tanto de protesto quanto de apreciação. Seus lábios desejavam os dele com urgência, mas a sensação da boca hábil de Alan provocando sua pele trouxe sensações rápidas e vibrantes. As mãos dele já estavam sobre ela, movendo-se com uma paciência e detalhamento que Shelby sabia que ele sempre teria.

Círculos preguiçosos, longos e devastadores foram traçados em torno de seus seios com língua, dentes e lábios. No entanto, Alan não permitiu que ela se concentrasse apenas na sensação. Os dedos desceram por sua barriga, provocantes e cheios de promessas, até que Shelby se arqueou contra ele, desesperada por uma onda de calor cegante. Mas Alan não estava com pressa, então foi construindo o prazer de Shelby, camada por camada, com aquela paciência intensa que a deixava indefesa.

A boca dele deslizou para baixo, sua língua acendendo fogueiras, sua mão abanando-as. Nenhum dos dois percebeu em que momento o mundo deixou de existir. Poderia ter parado em um piscar de olhos, ou ter girado lentamente até perder velocidade. Não havia nada senão eles, pele contra pele, suspiro por suspiro, desejo por desejo.

As bocas se uniram, atrasando o momento no qual tudo cairia em esquecimento. Shelby tremia com o desejo quando ele a penetrou, aumentando a intensidade da urgência que dominava os dois. Alan daria prazer a ela até que ambos ficassem loucos por isso. Ele a tomou devagar, ouvindo as respirações profundas e trêmulas que se misturaram enquanto seus lábios batalhavam, e ele saboreava o gosto e a umidade da boca de Shelby.

O tempo pareceu parar, para então voltar a girar a toda velocidade e com urgência. Alan enterrou o rosto no pescoço de Shelby e se rendeu à loucura.

Capítulo 8

Manhãs nubladas costumavam fazer Shelby puxar as cobertas sobre a cabeça e ficar deitada uma hora a mais depois do seu alarme mental tocar. Naquela manhã, sentindo o calor de Alan ao seu lado, aconchegou-se mais perto dele e preparou-se para fazer o mesmo. Ficou óbvio, no entanto, que ele tinha outros planos quando Shelby sentiu uma das mãos deslizar por suas costas e passar intimamente sobre o seu bumbum.

— Você está acordada? — perguntou ele com um sussuro. — Ou devo acordá-la?

Shelby gemeu em resposta.

— Vou considerar essa resposta como uma indecisão de sua parte. — Alan moveu seus lábios para o pescoço dela, onde o pulso batia calmo e firme. Quanto tempo ele levaria para acelerar?, questionou-se mentalmente. — Talvez eu possa influenciá-la a assumir uma resposta mais firme.

Lentamente, curtindo a resposta sonolenta de Shelby, ele começou a beijá-la e acariciá-la. Parecia impossível ainda desejá-la com tanta intensidade após a noite anterior, mas a pele feminina era tão quente e macia quanto a sua boca. Os movimentos de Shelby debaixo dele permaneceram preguiçosos, mas não sonolentos. Alan sentiu, como desejava, o aumento gradual da pulsação dela.

A paixão dentro de si ainda dormia, então Shelby se contentou em deixar Alan tocá-la e explorá-la como quisesse, enquanto o excitava apenas com gemidos. A manhã passava, mas eles tinham todo o tempo do mundo.

O sexo entre eles tinha uma aura enevoada e sonhadora que durava do primeiro simples toque até o último beijo sem fôlego.

— Acho — disse Shelby enquanto Alan encostava a cabeça preguiçosamente entre seus seios — que devemos ficar na cama até parar de chover.

— Muito cedo — murmurou ele. — Você deveria ter pensado nisso há dias atrás. — Com olhos fechados, ele podia vê-la deitada e sonolenta embaixo de si, sua pele ainda quente. — Você vai abrir a loja hoje?

Ela bocejou, passando as mãos pelos músculos da parte superior das costas de Alan.

— Kyle cuida da loja aos sábados. Podemos ficar aqui e dormir.

Ele beijou a curva de seus seios, subindo lentamente até seu pescoço.

— Tenho uma reunião de almoço essa tarde e uma documentação que deve ser verificada antes de segunda-feira.

Claro, ela pensou, segurando um suspiro. Para um homem como Alan, o sábado era apenas mais um dia da semana. Uma olhada no relógio e ela viu que eram apenas 7h. Em reflexo, voltou a se aconchegar nele. O tempo já estava passando.

— Ainda temos algumas horas para ficarmos aqui.

— E o café da manhã?

Shelby considerou por um minuto, então decidiu que tinha mais preguiça do que fome.

— Você sabe cozinhar?

— Não.

Franzindo as sobrancelhas, ela o agarrou pelas duas orelhas e levantou sua cabeça.

— Nada mesmo? Isso é incrivelmente chovinista para um homem cujas políticas refletem principalmente as lutas do feminismo.

Alan levantou uma sobrancelha.

— Não espero que você saiba cozinhar também. Sabe?

— Bem mal.

— Estranho para alguém com seu apetite.

— Costumo comer fora de casa. E você?

— McGee cuida dessa parte.

— McGee?

— Ele é o que você pode chamar de retentor familiar. — Alan enrolou um cacho de cabelo ruivo em seu dedo. — Ele era nosso mordomo quando eu era criança e, quando me mudei para cá, ele insistiu, de maneira estoica e definitiva, em vir comigo. — Sorriu rapidamente, como raramente fazia. — Sempre fui seu favorito.

— É mesmo? — Ainda preguiçosa, Shelby cruzou os braços atrás de sua cabeça. Ela podia imaginá-lo criança, vendo além do que os outros viam e absorvendo tudo. — Por quê?

— Se eu não fosse modesto, diria que sempre fui um filho bem-educado e de bom temperamento, e que nunca causei problemas para meus pais.

— Mentiroso — observou ela, com facilidade. — Como você quebrou o nariz?

— Rena me deu um soco.

— Sua irmã quebrou seu nariz? — Shelby explodiu com uma gargalhada. — A carteadora de blackjack, certo? Adorei!

Alan pegou o nariz de Shelby entre dois dedos e deu um pequeno beliscão.

— Foi bastante doloroso na época.

— Eu imagino. — Ela continuou a rir quando moveu-se ao seu lado. — Ela batia muito em você?

— Na verdade... — começou a corrigiu com alguma dignidade. — Ela estava tentando bater em Caine porque ele a estava provocando por ter uma quedinha por um de seus amigos.

— Típica intimidação fraternal.

— De qualquer forma — Alan continuou a história —, fui afastá-la de Caine quando ela preparou mais um soco, errou e me acertou. Praticamente um nocaute. Foi então que decidi não ser um diplomata. A parte neutra é a que sempre acaba apanhando.

— Tenho certeza de que ela ficou arrependida — afirmou Shelby, ainda rindo.

— No início, sim. Mas, se me lembro bem, depois que eu parei de sangrar e ameaçar matar ela e Caine, a reação de Rena foi bem parecida com a sua agora.

— Insensível. — Shelby deu-lhe beijos de desculpas no rosto. — Tadinho. Para compensar, vou cuidar do café da manhã. — Com uma rápida explosão de energia, ela lhe deu um último beijo e saltou da cama. — Venha, vamos ver o que tem na cozinha.— Vestindo o robe que encontrou jogado sobre uma cadeira, Shelby esperou até que Alan levantasse. — Você pode fazer o café enquanto vejo se há algo comestível na geladeira.

— Parece promissor — murmurou Alan.

— Ora, não seja arrogante antes de saber o que pode aparecer— ela aconselhou. Passaram pela sala, onde o gato simplesmente rolou no sofá e os ignorou. — Ele ainda está mal-humorado — declarou Shelby com um suspiro. — Agora vou ter que comprar biscoitos especiais ou algo assim. — Ela parou para puxar o prato de água para fora da gaiola de Tia Emma. — Ele é uma criatura temperamental, não é? — disse à papagaia, que fez um som impaciente, o que era toda a extensão de seu vocabulário.

— Parece que Tia Emma acordou do lado errado do poleiro — comentou Alan.

— Ah não. Quando ela grita alguma coisa é porque está de bom humor.

— É mesmo? — Como resposta, ela deu-lhe a tigela de água.

— Aqui, você pode cuidar disso antes de começar o café. — Sem esperar por um consenso, ela passou pela cozinha para a porta lateral para pegar o jornal. Alan olhou para o recipiente como um homem a quem acabaram de passar um bebê com a fralda suja. — Parece que a turnê do presidente do Oriente Médio ainda é o assunto do momento — ela notou antes de lançar o jornal ao balcão. — Você gosta de viajar?

Reconhecendo o significado por trás da pergunta, Alan desligou a torneira onde estava enchendo a tigela.

— Às vezes, faço porque gosto. Outras, é simplesmente uma necessidade. Nem sempre é possível escolher quando e aonde vou.

— É, acho que não.

Shelby abriu a geladeira e olhou para dentro até ouvi-lo se afastar para ver o pássaro. *Não pense nisso*, ela ordenou-se com ferocidade. *Você não deve pensar nisso hoje.*

— Bem... — ela começou quando Alan voltou para a sala. — O que temos aqui é um litro de leite, algumas embalagens com restos de comida chinesa, uma fatia muito pequena de queijo de cabra, meio pacote de biscoitos e um ovo.

Alan apareceu para olhar por cima de seu ombro.

— Um ovo?

— Tudo bem, espere um minuto — Shelby disse a ele enquanto mordia o lábio inferior. — Você deve considerar as possibilidades.

— Poderíamos considerar o restaurante da esquina.

— O homem não tem visão — murmurou Shelby enquanto se concentrava. — Deixe-me ver... — Movendo-se para o lado, abriu um armário. — Tudo bem, eu tenho... três, quatro, cinco fatias de pão, se você contar as pontas. Já sei! Rabanada. — Ela sorriu triunfante. — São dois pedaços e meio para cada um.

Alan assentiu.

— Tudo bem, você fica com as pontas.

— Fresco.

— Exigente — corrigiu ele, e deixou-a cuidar de sua obra de arte enquanto fazia café.

Por alguns momentos, eles trabalharam em um silêncio companheiro: Alan mediu café e água; Shelby despejou o que pensou que poderia ser a quantidade certa de leite em uma tigela. Alan observou-a vasculhando um armário, pegando um frasco vazio, um grande recipiente de plástico sem tampa e um caderno de folhas soltas.

— Então é aqui que você estava — falou sozinha ao encontrar uma frigideira. Quando se levantou, Shelby percebeu o brilho de diversão no olhar de Alan.

— Eu não faço muito disso. — Shelby colocou a panela em uma das bocas do fogão e acendeu a chama.

— Eu falaria daquele restaurante na esquina de novo, mas... — O olhar dele deslizou sobre o robe de Shelby, que demarcava seus seios e exibia suas coxas. — Você teria que se vestir.

Shelby sorriu, como se o convidasse, mas quando ele deu um passo em sua direção, ela mergulhou pão na mistura.

— Pegue um prato.

Ele alcançou o armário indicado e pegou dois pratos. Levando-os até ela, aproveitou para roçar os lábios em sua orelha. Ficou satisfeito com o tremor que teve como resposta.

— Se eu queimar algum, você vai ter que comer — advertiu Shelby.

Ele riu e colocou os pratos ao lado do fogão.

— Tem açúcar?

— Para quê?

— Para a rabanada. — Alan abriu três gavetas antes de localizar os talheres.

Esfregando o nariz com a parte de trás de sua mão, ela olhou quando a última fatia de pão começou a ferver na panela.

— Você não usa melado?

— Não.

Dando de ombros, ela deslizou a última fatia de pão no prato.

— Bem, hoje você vai. Provavelmente tenho um pouco... no segundo armário à esquerda — decidiu. Enquanto ele procurava, Shelby dividiu meticulosamente uma fatia pela metade. Antes que Alan conseguisse localizar a garrafa, ela já havia servido o café e levado tudo para a mesa.

— Parece que temos cerca de uma colher de sopa — disse Alan.

— Isso é uma colherada e meia. — Sentada, Shelby estendeu a mão para a garrafa. Depois de derramar com cuidado, ela passou o melado de volta para ele. — Tenho dificuldades de lembrar do que preciso comprar quando está acabando.

Ele lutou para espremer as últimas gotas da garrafa.

— Você deve ter seis caixas de comida para gatos naquele armário.

— Moshe fica irritado se não vario sua ração.

Depois de provar o café da manhã, Alan achou-o melhor do que esperava.

— Tenho dificuldade em entender como alguém tão forte como você é intimidada por um gato temperamental.

— Todos nós temos nossas fraquezas. Além disso, como colega de quarto, ele é perfeito. Não é enxerido nem pega minhas roupas.

— São esses seus pré-requisitos?

— Estão certamente na lista dos dez principais.

Olhando-a, Alan assentiu. Ela havia terminado a rabanada em tempo recorde.

— Se eu prometesse não fazer nenhuma dessas coisas, você se casaria comigo?

A xícara de Shelby parou no meio do caminho entre a mesa e sua boca. Pela primeira vez desde que a conheceu, Alan a viu total e completamente atordoada. Ela devolveu a xícara à mesa e olhou-o enquanto centenas de pensamentos passavam por sua cabeça, todos dominados pelo medo.

— Shelby?

Rapidamente, ela sacudiu a cabeça. Levantando-se, juntou os talheres em seu prato e os levou até a pia. Ela não falou, não conseguia falar ainda. O que ameaçava sair era um "sim", e ela temia isso acima de tudo. Havia uma pressão em seu peito, um peso, uma dor, que a fez lembrar de soltar o ar que estava segurando. Tentando controlar sua respiração, inclinou-se contra a pia e olhou para a chuva. Quando as mãos de Alan encostaram em seus ombros, ela fechou os olhos.

Por que Shelby não se preparara? Ela sabia que, para um homem como Alan, amor levava a casamento. E casamento levava a filhos, disse a si mesma enquanto tentava acalmar seus nervos. Isso era o que ela também queria, por isso a vontade frenética de dizer sim, e dizê-lo naquele momento. Mas a situação não era tão simples quanto o amor que levava ao casamento e então a filhos. Não com Alan. Havia o cargo de senador na frente de seu nome, e esse não seria o título mais alto que tentaria.

— Shelby. — A voz dele ainda era gentil, mas ela sentiu pequenos impulsos de impaciência e frustração nos dedos que se moviam em seus ombros. — Eu te amo. Você é a única mulher com quem tive vontade de passar o resto da minha vida. Preciso de manhãs como essa, acordando com você.

— Eu também.

Ele a virou para que se encarassem. A intensidade estava de volta aos olhos de Alan. Aquela seriedade sombria que a havia seduzido desde o início. Ele passou os olhos pelo rosto dela, devagar, estudando cada detalhe, e disse:

— Então, case-se comigo.

— Você faz tudo parecer tão simples...

— Não — ele interrompeu. — Não é simples. É necessário, vital, mas não simples.

— Não me pergunte agora. — Shelby envolveu seus braços ao redor dele e segurou-o perto. — Por favor. Estamos juntos e eu te amo. Deixe que isso seja suficiente por enquanto.

Ele queria pressioná-la. Sua intuição lhe dizia que só tinha que pedir uma resposta para ouvir o que precisava. E ainda assim... Ele tinha percebido vulnerabilidade quando estudou o rosto dela. Tinha visto uma súplica em seus olhos, duas coisas raras em Shelby Campbell. Duas coisas que tornaram impossível para ele exigir algo.

— Vou desejá-la da mesma forma amanhã — murmurou ele, acariciando seus cabelos. — E um ano a partir de amanhã. Posso prometer esperar para lhe perguntar novamente, Shelby, mas não posso prometer esperar até que esteja pronta para responder.

— Você não precisa prometer nada. — Inclinando a cabeça, Shelby segurou o rosto de Alan com as mãos. — Você não precisa me prometer nada. Por enquanto, vamos aproveitar o que temos: um fim de semana chuvoso juntos. Não precisamos pensar no amanhã, Alan, quando temos muito do hoje. As perguntas podem ficar para mais tarde. — Quando ela o beijou, foi tomada por uma onda de amor tão intensa que ficou arrepiada de medo. — Volte para a cama. Faça amor comigo novamente. Agora, não há nada nem ninguém além de você e eu.

Ele sentiu o desespero de Shelby, embora não o compreendesse completamente. Sem dizer uma palavra, pegou-a no colo e levou-a de volta para a cama.

— Eu ainda posso pedir desculpas e recusar o convite — afirmou Alan quando parou o carro na frente da casa dele.

— Alan, não me importo, de verdade. — Shelby inclinou-se para dar-lhe um beijo rápido antes de sair do carro. A chuva tinha se reduzido a uma névoa noturna que deixou úmido os ombros de seu casaco de veludo. — Além disso, esses bailes podem ser divertidos, mesmo quando são encontros políticos disfarçados.

Alan juntou-se a ela na calçada, aproveitando para puxar seu queixo e beijá-la.

— Acredito que você iria a qualquer lugar, desde que tenha comida de graça.

— Só isso já é uma boa motivação. — Enganchando o braço no dele, Shelby começou a andar. — E também tenho a oportunidade de bisbilhotar sua casa enquanto você se troca.

— Você pode achá-la um pouco... sóbria para seu gosto.

Com uma risada, Shelby mordeu-lhe a orelha.

— Você não é.

— Eu acho que teríamos uma noite muito mais estimulante se ficássemos em casa — ressaltou Alan, abrindo a porta da frente.

— Posso ser persuadida. — Depois de entrar, Shelby virou-se para colocar os braços ao redor de seu pescoço. — Se você quiser fazer o esforço.

Antes que Alan pudesse tentar, ouviu uma tosse seca. McGee estava perto das portas do salão, imóvel como uma árvore. Seu rosto longo e liso era inexpressivo. Mesmo com a distância, Alan sentiu o olhar de desaprovação. Quase suspirou. McGee era capaz de ficar parado como um servo bem--educado e emanar uma aura de reprovação como um tio bravo. Desde seus dezesseis anos, Alan teve que lidar com essa desaprovação digna sempre que voltava tarde ou não estava numa condição sóbria.

— Você recebeu várias ligações, senador.

A boca de Alan quase se contraiu, mas ele conseguiu se controlar. *Senador* era usado apenas na presença de convidados.

— Algo urgente, McGee?

— Nada urgente, senador — respondeu ele, forçando o "r" com seu sotaque e deleitando Shelby.

— Vou retornar as chamadas mais tarde, então. Shelby, esse é McGee. Ele está com minha família desde que eu criança.

— Olá, McGee. — Sem parecer se importar, Shelby largou o braço de Alan para caminhar até o mordomo e oferecer-lhe sua mão. — Você é das Terras Altas da Escócia?

— Sim, madame. De Perthshire.

O sorriso de Shelby teria encantado até mesmo a casca de uma árvore seca.

— Meu avô veio de Dalmally. Conhece?

— Sim. — Alan viu os olhos do mordomo atenuarem. — É um lugar que vale a pena ver duas vezes.

— Concordo, embora não tenha voltado lá desde que tinha sete anos. Do que mais me lembro são as montanhas. Você vai para lá com frequência?

— Toda primavera, para ver o desabrochar das flores. Não há nada como andar nos campos de urzes nessa época do ano.

Foi a declaração mais longa e romântica que Alan ouvira McGee dizer na presença de alguém que não era da família. No entanto, não ficou surpreso.

— McGee, poderia fazer um pouco de chá? Vou subir e me trocar. Talvez você possa servir a srta. Campbell no salão.

— Campbell? — O habitual rosto de pedra de McGee mostrou surpresa quando ele olhou de Alan para Shelby. — Campbell... — Por um breve instante, Shelby pensou ter visto um reflexo de alegria nos olhos do mordomo. — Um tumulto se aproxima — murmurou ele antes sair em direção à cozinha.

— Nem todos conseguem fazê-lo falar tanto — comentou Alan enquanto levava Shelby ao salão.

— Isso foi muito?

— Meu amor, para McGee, isso foi um discurso.

— Humm, bem, eu gostei dele — afirmou Shelby e começou a percorrer a sala. — Especialmente a maneira como ele te repreendeu, sem dizer uma palavra, por ficar fora a noite toda.

Deslizando as mãos nos bolsos de sua saia elegante, Shelby estudou a paisagem marinha na parede. A sala era ordenada, calma, com sutis toques de turbulência. Era adequada para Alan, pensou. Ela se lembrou do vaso cor de jade que tinha feito no dia seguinte ao primeiro encontro com Alan. Ele teria que colocá-lo neste cômodo. Estranho que tivesse feito algo que se encaixa tão perfeitamente ao mundo dele. Por que ela, então, não poderia se encaixar?

Forçando-se a voltar para a terra, ela se virou para sorrir para ele.

— Gosto da sua casa.

A declaração simples o surpreendeu. Declarações simples não eram a norma para Shelby. Ele esperava algum comentário com duplo sentido. Indo até ela, Alan passou as mãos pelos braços de sua jaqueta, ainda úmida do chuvisco.

— Eu gosto de ver você aqui.

Ela queria agarrar-se a ele, naquele momento, desesperadamente. Se ao menos Alan pudesse dizer a ela que tudo seria sempre como naquele momento, que nada iria mudar ou interferir... Em vez disso, Shelby tocou-lhe a bochecha com a palma da mão e manteve sua voz firme.

— É melhor você subir para se trocar, senador. Quanto mais cedo chegarmos lá, mais cedo podemos fugir.

— Gosto desta linha de raciocínio. Não vou demorar.

Sozinha, Shelby fechou os olhos e rendeu-se ao pânico. O que faria? Como poderia amá-lo e desejá-lo quando sua cabeça gritava sinais de alerta. *Não. Seja cuidadosa. Lembre-se.*

Havia um monte de razões sólidas e viáveis para não poderem ficar juntos. Shelby poderia listar todas... quando ele não a estivesse encarando. Nem sequer precisava do medo que mantinha preso em seu íntimo. Ela olhou novamente para o salão. Havia uma ordem básica ali, um estilo que ela admirava, uma riqueza discreta que entendia. Exigência sem excessos. Mas não era o estilo *dela*. Shelby não vivia no caos porque era muito preguiçosa ou indiferente demais para ordenar sua vida, mas porque escolhera e gostava do caos.

Havia uma bondade inata em Alan, que ela mesma não tinha certeza se possuía. Havia também uma tolerância que, com certeza, ela não possuía. Alan vivia baseado em fatos ou teorias bem pensados. Ela explorava a imaginação e as possibilidades. Era loucura, Shelby disse a si mesma, passando uma das mãos pelo cabelo. Como duas pessoas tão diferentes se amavam tanto?

Ela deveria ter fugido, disse a si mesma. Deveria ter corrido para longe o mais rápido que podia no primeiro minuto em que olhou para ele. Com uma meia risada, Shelby caminhou até o outro lado da sala. Isso não teria resolvido nada. Se tivesse fugido como um coelho enlouquecido, Alan teria seguido seus passos, calmamente e sem pressa. Então, quando se cansasse de correr, sem fôlego, ele simplesmente teria estado lá esperando por ela.

— Seu chá, srta. Campbell.

Shelby virou-se para ver McGee entrar com um conjunto de chá de porcelana que ela simplesmente tinha que tocar.

— Ah, é um Meissen! Grês vermelho! — Ela ergueu a xícara delicadamente pintada. — Johann Böttger, do final do século XVII... Maravilhoso. — Shelby estudou a xícara como um estudante de arte olhava o trabalho de um mestre. Ela sempre defendeu que museus tinham o direito de preservar alguns artigos insubstituíveis atrás de vidros, mas o restante deveria ser manuseado, tocado e usado. — Ele nunca alcançou seu objetivo de vida de conseguir a perfeição oriental no ornamento com cores, mas produziu peças maravilhosas tentando.

Reparando no olhar do mordomo, Shelby percebeu que estava sendo vista como uma possível oportunista. Curiosa, colocou a xícara de volta na bandeja.

— Desculpe, McGee, me deixei levar. Tenho muito carinho por argila.

— Argila, senhorita?

Ela bateu um dedo contra a xícara.

— Tudo começa com uma argila. Apenas uma bolota de diferentes tipos de sujeira.

— Sim, senhorita. — Ele decidiu que não seria digno seguir com o assunto. — Talvez você se sinta mais confortável sentada no sofá.

Shelby aceitou a sugestão, e então o observou arrumar cuidadosamente o conjunto na mesa defronte a ela.

— McGee... Alan sempre foi assim, tão discretamente imbatível?

— Sim, senhorita — respondeu ele sem pensar. A descrição tinha sido perfeita.

— Eu temia que sim...

— Perdão, senhorita?

— O quê? — Distraída, Shelby olhou para cima, então balançou a cabeça. — Nada, nada. Obrigada, McGee.

Tomando um gole de chá, indagou-se por que tinha feito a pergunta quando já sabia a resposta. Alan sempre ganharia, não importava em qual área de sua vida. Por um momento, ela olhou para o chá, dourado e pálido. Isso era exatamente o que mais temia.

— Qual é o preço de um pensamento nesses dias de inflação? —perguntou Alan em voz alta da entrada do salão. Shelby parecia tão bonita, pensou. Tão distante. Então, ela olhou para cima com um sorriso que aumentou a sua beleza e apagou a distância.

— Você foi rápido — Shelby elogiou-o e evitou a questão com a mesma facilidade. — Tenho medo de ter falado muito sobre seu conjunto de chá e assustado McGee. Ele pode estar se perguntando se vou deslizar um pires para a minha bolsa. — Colocando a xícara na mesa, ela se levantou. — Você está pronto para ser encantador e distinto? Parece estar.

Alan levantou uma sobrancelha.

— Tenho uma sensação de que *distinto* fica perigosamente perto de *comedido* em seu dicionário.

— Não, você ainda está a salvo. Vou te dar um soco se começar a chegar muito perto de comedido.

Alan a deteve no corredor, colocando os braços em volta da cintura dela.

— Eu não faço isso há uma hora e vinte e três minutos. — Sua boca cobriu a dela, devagar e confiante. Quando os lábios de Shelby se abriram para recebê-lo, Alan guiou o beijo até o limite da loucura. — Eu amo você. — Ele mordiscou-lhe o lábio inferior, e então liberou sua boca apenas para mudar o ângulo e aprofundar o beijo. Sentiu que o coração de Shelby batia contra o seu. Sentiu o amolecimento longo e preguiçoso do corpo dela, que indicava a mudança de flexível para ávida. — Esta noite, não importa com quem dançar, pense em mim.

Ofegante, ela olhou para cima. No olhar de Alan, viu aquela paixão inquieta a qual nunca poderia resistir. Alan a dominaria se ela deixasse; a absorveria. Ele tinha o poder. Shelby inclinou a cabeça para que seus lábios permanecessem próximos aos dele.

— Esta noite — disse ela com voz rouca —, não importa com quem você dance, você vai me desejar. — Manteve-se abraçada a Alan quando descansou a cabeça no ombro dele. — E eu vou saber.

Naquele momento, vislumbrou o reflexo deles no longo espelho na parede. Alan, elegante e sofisticado, era tão convencional no seu smoking quanto ela não era em sua jaqueta de veludo e uma saia estreita e rosa que encontrara em um brechó.

— Alan. — Shelby cutucou-o até que ele encarasse o espelho com ela. — O que você vê?

Com o braço em volta da cintura dela, Alan estudou o reflexo dos dois. O topo da cabeça de Shelby alcançava seu queixo. Perguntou-se que outra ruiva conseguiria usar aquele tom de rosa e continuar deslumbrante. Ela poderia ter saído do espelho antigo no século em que tinha sido feito, mas não havia um camafeu em seu pescoço. Em vez disso, havia um colar de ouro torcido e grosso que provavelmente fora comprado em uma pequena loja de Georgetown. Seus cabelos cacheados emolduravam seu rosto pálido, selvagens, incontroláveis. A fraca sombra de problemas em seus olhos a fazia se parecer mais ainda com a cigana que ele primeiramente havia comparado com ela.

— Vejo duas pessoas apaixonadas. Duas pessoas muito diferentes, mas que ficam extraordinariamente bem juntas.

Shelby voltou a apoiar a cabeça em seu ombro, sem saber se estava contente ou irritada por Alan tê-la lido tão perfeitamente.

— Ele ficaria muito bem, e muito mais adequado, com uma loira em um vestido preto e clássico.

Alan pareceu considerar por um momento.

— Essa é a primeira vez que ouço você falando uma enorme besteira.

Ela o encarou com uma expressão levemente interessada e totalmente racional em seu rosto e riu. Parecia não haver mais nada a fazer.

— Tudo bem. Só por isso, serei tão decorosa quanto você.

— Deus me livre — murmurou Alan antes de guiá-la pela porta da frente.

Iluminação elegante e o brilho de cristais. Toalhas de linho branco e lampejos de prata. Shelby sentou-se em uma das grandes mesas redondas, com Alan de um lado e o líder do Comitê Orçamentário do outro. Aproveitou o bisque de lagosta enquanto conversava com os companheiros de mesa.

— Se você não fosse tão teimoso, Leo, e tentasse uma raquete de alumínio, você conseguiria melhorar seu jogo.

— O meu jogo *já* melhorou. — O homem calvo e com ombros largos sacudiu sua colher para ela. — Não jogamos uma partida em seis meses. Você não me venceria tão rapidamente agora.

Shelby sorriu, bebendo água enquanto serviam o próximo prato.

— Vamos ver se eu consigo tirar algumas horinhas para ir ao clube.

— Faça isso. Adoraria ensinar-lhe uma lição.

— Então vai ter que prestar atenção nas faltas de pé — ela alertou com o sorriso ainda refletido em seus olhos. Agradeceu ao destino por colocá-la ao lado de Leo. Com ele, poderia ser ela mesma. Havia dezenas de pessoas no enorme salão que conhecia, e algumas com quem teria ficado verdadeiramente feliz em passar algumas horas.

Ambição flutuava pela sala como um perfume caro. Shelby não se importava com a ambição em si, mas com as rígidas e inflexíveis regras e tradições que estavam de mãos dadas com ela. *De mãos dadas com Alan*, lembrou-se, depois afastou o pensamento. Prometeu que se comportaria. Deus sabe que estava tentando.

— Seu saque também era fraco...

— Deixe meu saque em paz — retrucou o homem. Inclinando-se um pouco para a frente, ele franziu a testa para Alan. — Você já jogou tênis com essa entusiasta, MacGregor?

— Não, não joguei... — seu olhar deslizou para Shelby — ainda.

— Bem, deixo avisado que essa garotinha tem um prazer vicioso em ganhar. Ela também não respeita a idade do adversário — acrescentou ele enquanto pegava seu garfo.

— Ainda não vou te dar pontos por anos, Leo — afirmou Shelby. — Você tem o hábito de adicioná-los indiscriminadamente quando está muito atrás no placar.

— Bruxa — acusou-a. — Espere até eu ter minha revanche.

Com uma risada, Shelby voltou-se para Alan.

— Você joga tênis, senador?

— De vez em quando — disse ele com a sombra de um sorriso. Não acrescentou que havia sido um dos melhores jogadores da sua turma em Harvard.

— Imaginei que xadrez seria sua escolha de jogo. Estratégia a longo prazo.

O sorriso de Alan permaneceu enigmático quando ele alcançou seu vinho.

— Precisamos jogar juntos.

— Acredito que já jogamos.

— Quer uma revanche?

Shelby dirigiu-lhe um olhar que fez seu sangue começar a ferver.

— Não. Você pode não me superar uma segunda vez.

Deus, como desejava que a refeição acabasse. Ele a queria sozinha, quando poderia tirar suas roupas, camada por camada, e sentir a pele quente dela. Poderia assistir aos cinzentos olhos de Shelby ficarem nublados até saber que ele era o único em seu pensamento. Era o aroma dela que estava martelando em seus sentidos, não o arranjo de rosas no centro da mesa, e não o cheiro da comida à medida que outro prato era servido. Era sua voz que ele ouvia, baixa e um pouco rouca, não os tons e as texturas de vozes ao seu redor. Ele poderia conversar com a congressista à sua direita como se estivesse de fato interessado em tudo o que ela lhe contou, mas no fundo estaria pensando em Shelby e nos sons que ela fazia quando estava em seus braços.

A necessidade aliviaria, Alan disse a si mesmo. Era preciso. Um homem poderia ficar louco desejando uma mulher com tanta intensidade. Com o tempo, a sensação ficaria mais cômoda, um toque no meio da noite, um sorriso do outro lado da sala. Ele olhou para o perfil dela enquanto Shelby continuava a provocar Leo. Os traços pontiagudos como um elfo, o cabelo desgrenhado e parecendo em chamas... Ela nunca seria cômoda. A necessidade nunca aliviaria. Shelby era o seu destino tanto quanto ele era o dela. Ninguém era capaz de impedir isso.

As conversas ficaram mais baixas e continuaram quando a música do jantar foi pausada. Uma cortina de fumaça de cigarros, cachimbos e charutos, flutuava perto do teto. Os tópicos centravam-se em torno da política, às vezes tensos, às vezes pragmáticos. Qualquer outro tópico que surgia era invariavelmente ligado ao núcleo do mundo ao redor do qual giravam. Alan ouviu Shelby dar uma opinião concisa e quase indelicada sobre um projeto polêmico previsto para aparecer no Congresso na semana seguinte. O homem com quem conversava ficou furioso, embora mantivesse um controle que Shelby parecia estar tentando quebrar a qualquer custo. Apesar de concordar com a opinião de Shelby, as táticas que ela usava eram... rebeldes? Ela nunca seria uma diplomata.

Será que sabia o quão complexa era? Ali estava uma mulher totalmente contra políticos, mas capaz de encontrar-se com eles em seus próprios termos, conversar de igual para igual em sua própria voz sem revelar o menor desconforto — se é que ela sentia algum, pensou Alan. Não. Se houvesse desconforto, ele estava no lado oposto. Seu olhar deslizou sobre as outras pessoas em sua mesa enquanto continuava a conversa com a congressista. Shelby não tinha a mesma polidez e brilho que o restante das pessoas, e Alan sabia que era por escolha própria. Mais do que isso, ela se recusava a ter. Shelby não explorava a ideia de ser única, ela simplesmente *era* única.

A linda morena em frente a ele podia ser mais bonita; a loira, mais majestosa; mas era Shelby que seria lembrada quando a noite acabasse. O representante de Ohio podia ter um espírito perverso; o secretário de Estado podia ser erudito, mas era com Shelby que as pessoas queriam conversar. Por quê? A razão era que não havia uma razão que pudesse ser nomeada. Simplesmente era.

Alan a sentiu se mexer ao seu lado antes que Shelby perguntasse em seu ouvido:

— Você vai dançar comigo, senador? É a única forma *decorosa* pela qual posso colocar minhas mãos em você no momento.

Alan deixou a primeira onda de desejo levá-lo, uma corrente que apagou todo mundo de sua visão e audição por um breve momento. Cuidadosamente, ele encobriu o desejo antes de levantar-se e pegá-la pela mão.

— Incrível como nossas mentes parecem estar sincronizadas. — Já na pista de dança, virou-a para si. — E como nossos corpos se encaixam — murmurou ele enquanto seus corpos se fundiam.

— Não deveríamos. — Shelby havia inclinado um pouco a cabeça para trás, e seus olhos prometiam segredos sensuais e íntimos. Seus lábios provocavam, entreabertos e voluptuosos. A mão no ombro de Alan se moveu para mais perto de seu pescoço, para que ela pudesse acariciar a pele com a ponta dos dedos. — Não deveríamos nos encaixar. Não deveríamos entender um ao outro. Não consigo descobrir por que o fazemos.

— Você desafia a lógica, Shelby. E, portanto, logicamente, não há nenhuma resposta razoável.

Ela riu, satisfeita com o funcionamento estruturado de mente dele.

— Ah, Alan, você é muito sensato para uma discussão.

— O que significa que você vai sempre começar uma.

— Exatamente. — Ainda sorrindo, ela descansou a cabeça em seu ombro. — Você me conhece bem demais para a minha própria segurança, Alan... e talvez para a sua. Estou perigosamente perto de te amar.

Alan lembrou-se de Myra ter usado essa mesma expressão para descrever os sentimentos de Shelby em relação ao pai.

— Vou correr o risco. E você?

Com os olhos fechados, ela fez um ligeiro movimento com a cabeça. Nenhum deles sabia se era consentimento ou negação.

À medida que a noite avançou, dançaram novamente, um pensando no outro quando tinham que trocar de par. De vez em quando uma mensagem era passada quando viam-se do outro lado do salão, uma muito forte e muito direta para não ser percebida por pessoas cujo trabalho dependia da interpretação de um olhar ou um gesto. Correntes subterrâneas de todos os tipos eram uma parte íntima do jogo em Washington. Algumas pessoas nadavam com elas, outras contra, mas todos as reconheciam.

— Bem, Alan. — Leo colocou a mão no ombro dele quando Shelby foi levada para a pista novamente. — Você está fazendo algum progresso em seu moinho de vento pessoal.

Alan se acomodou com seu vinho e deu um meio sorriso. Ele não se importava com a alusão a Dom Quixote quando se tratava de seu projeto de habitação. Esse tipo de apelido teria certas vantagens no longo prazo. Era da natureza humana, pelo menos, torcer pelo oprimido, mesmo sem fazer nada de concreto para ajudar.

— Um pouco. Estou começando a receber um feedback positivo de Boston sobre o andamento dos abrigos por lá.

— Seria bom para você dar o pontapé inicial e manter a bola rolando durante essa administração. — Ele abriu um isqueiro e acendeu a ponta de um comprido charuto. — O projeto deve trazer muito apoio se decidir tentar a presidência.

Alan provou o vinho e observou Shelby.

— Ainda é cedo para isso, Leo.

— Você sabe que não é bem assim. — Leo soprou fumaça na direção do teto. — Eu nunca quis essa... corrida especial para mim. Mas você... muitas pessoas estão dispostas a te apoiar quando chegar a hora, se você deixar.

Alan virou-se para dar ao seu colega um longo olhar.

— Já fui informado — disse cautelosamente. — Eu agradeço. Não é uma decisão que vou fazer de forma leviana.

— Deixe-me dar-lhe algumas dicas, porque, francamente, não estou entusiasmado com o que temos para a corrida no momento. — Ele inclinou-se um pouco mais perto. — Seu histórico é impressionante, mesmo que se incline um pouco demais para a esquerda na opinião de algumas pessoas. Você teve uma eleição sólida para o Congresso e o seu mandato como senador está correndo sem problemas. Não vou falar ponto por ponto de suas políticas ou suas contas, vamos focar em sua imagem. — Ele tragou o charuto novamente e continuou: — A juventude é a sua vantagem. Isso nos dá tempo. Sua educação é sofisticada e impressionante. E o fato de que você foi bem até em esportes não é de se ignorar. As pessoas gostam de pensar que seu líder consegue se portar em qualquer tipo de campo de jogo. O histórico de sua família também é limpo e sólido. O fato de que sua mãe é um grande sucesso profissional concorre muito a seu favor.

— Ela vai ficar feliz em ouvir isso — disse Alan secamente.

— Você é muito inteligente para pensar que isso não importa — lembrou Leo, gesticulando com seu charuto. — Isso mostra que você pode se relacionar e entender mulheres que trabalham. Uma parte considerável do poder de voto. Seu pai tem uma reputação de seguir seu próprio caminho, mas de forma honesta. Não há esqueletos no seu armário.

— Leo... — Alan girou o vinho em sua taça antes de voltar os olhos ao político. — Quem lhe pediu para falar comigo?

— E você é perceptivo — continuou Leo sem perder o ritmo. — Vamos apenas dizer que me pediram para me aproximar e tocar em algumas generalidades.

— Tudo bem. De um modo geral, não descartei a possibilidade de entrar nas primárias, quando chegar a hora.

— Justo. — Leo apontou para Shelby. — Por último, gosto bastante da menina, mas ela será um trunfo para você? Eu nunca teria imaginado vocês dois como um casal.

— É? — A palavra foi dita de forma leve, mas os olhos de Alan estreitaram-se ligeiramente.

— A filha de Campbell... Ela conhece o sistema, tendo vivido em campanhas políticas desde criança. — Leo franziu os lábios, pesando cautelosamente os prós e contras. — Shelby cresceu com a política, então ela não teria que aprender protocolos ou diplomacia. Claro, ela é um pouco rebelde. — Ele bateu seu charuto, pensativo. — Mais do que um pouco, na verdade. Ela tem se dedicado bastante em desrespeitar a cena social de Washington há anos. Há aqueles que até gostam dela por isso, como eu, mas ela já fez algumas pessoas torcerem o nariz.

Leo colocou o charuto na boca e mastigou enquanto Alan permaneceu categoricamente silencioso.

— Mas, então, é possível polir algumas das arestas de Shelby. Ela é jovem; a exuberância pode ser atenuada. Sua educação e antecedentes familiares estão acima de qualquer suspeita. Há glamour suficiente ligado a ela para atrair, e não o suficiente para alienar. Ela gerencia seu próprio negócio com sucesso e sabe como lidar com uma multidão. Uma excelente escolha, ao todo — concluiu. — Se você puder moldá-la.

Alan pousou o copo para evitar jogá-lo.

— Shelby não é obrigada a ser um trunfo — disse ele em uma voz mortal e controlada. — Ela não é obrigada a ser qualquer coisa, além do que ela desejar. Nosso relacionamento não é grão para o moinho de vento da política, Leo.

Leo franziu a testa para a ponta de seu charuto. Havia tocado em um ponto fraco, percebeu, mas estava bastante satisfeito com a maneira pela qual Alan controlara sua raiva. Não era aconselhável ter um cabeça-quente comandando as Forças Armadas.

— Eu sei que você se sente no direito de ter uma certa privacidade, Alan. Mas uma vez que você entrar na corrida pela presidência, Shelby também entrará. Nós somos uma cultura de casais. Um reflete o outro.

Saber que isso era verdade apenas o enfureceu mais. Era isso que fizera Shelby se afastar, o que ela temia. Como poderia protegê-la e permanecer fiel a si mesmo?

— Seja lá o que eu decidir fazer, Shelby permanecerá livre para ser exatamente o que ela é. — Alan levantou-se. — Essa é minha palavra final.

Capítulo 9

Na segunda-feira Shelby abriu as portas da loja com a luz do sol e de bom humor. Nem uma tempestade do lado de fora teria afetado seu humor. Havia passado um longo e preguiçoso domingo com Alan, sem colocar os pés para fora de seu apartamento. Nem o quis.

Sentada atrás do balcão, Shelby decidiu permitir que um pouco do mundo exterior entrasse em sua esfera. Pegando o jornal da manhã, abriu-o primeiro, como sempre, na seção de quadrinhos. Que personagens apareceriam no *Macintosh* e o que diriam?

Com os cotovelos no balcão e as mãos apoiadas ao queixo, Shelby deu uma gargalhada. Como de costume, *Macintosh* acertara em cheio, com um humor ácido irresistível. Ela esperava que o vice-presidente mantivesse seu senso de humor depois de ver sua pequena participação na tirinha. Por sua experiência, Shelby sabia que pessoas no centro das atenções raramente se opunham a ser caricaturizadas, mas só até certo ponto. Exposição, satírica ou não, era exposição.

Shelby olhou para a linha de assinatura: um simples GC identificando o cartunista. Talvez, quando um trabalho cutucava com tanta frequência e tão verdadeiramente o ego de pessoas importantes, fosse melhor optar pelo anonimato. Ela não conseguiria fazê-lo, percebeu. Simplesmente não era de sua natureza ser inteligente no anonimato.

Alcançando despreocupadamente sua meia xícara de café quase frio, Shelby continuou a ler. O humor sempre a ajudava a começar o dia e afirmava a sua certeza de que, independentemente da estranheza que houvesse no mundo, havia um lugar para elas. Ainda sorrindo, olhou para cima quando a porta da loja se abriu.

— Oi. — Com um sorriso para Maureen Francis, ela afastou o jornal. A morena não se parecia com uma mulher que possuía uma capa de chuva, muito menos que usaria uma. Naquela manhã, estava vestindo um terninho de seda azul. — Você está muito bonita. — disse Shelby a ela, admirando o terno, mas sem se imaginar nele.

— Obrigada. — Maureen colocou uma maleta de couro no balcão. — Vim buscar minha encomenda e agradecê-la.

— Vou pegar as caixas. — Ela entrou na sala dos fundos, onde havia instruído Kyle a guardar as peças. — Por que deve me agradecer? — gritou.

— O contato. — Incapaz de conter sua curiosidade, Maureen deslizou ao redor do balcão para enfiar a cabeça pela porta da oficina de Shelby. — Isso é maravilhoso! — exclamou, olhando com perplexidade para o torno antes de examinar as prateleiras. — Eu adoraria ver você trabalhar algum dia.

— Pegue-me de bom humor em uma quarta-feira ou sábado e posso te dar uma lição rápida se quiser.

— Posso fazer uma pergunta estúpida?

— Claro. — Shelby olhou por cima de seu ombro. — Todos têm direito a três por semana.

Maureen gesticulou para englobar a oficina e a loja.

— Como você administra tudo isso sozinha? Quero dizer, eu *sei* como é começar seu próprio negócio. Já é bem difícil e complicado, ainda mais levando em conta o tipo de arte que você faz, as horas que leva para produzi-la e, além disso, você mesma cuida das vendas.

— Essa não é uma pergunta estúpida — afirmou Shelby depois de um momento. — Acho que gosto de pôr minhas mãos nos dois aspectos do negócio. Aqui, normalmente fico muito isolada. Lá fora — fez um gesto para a loja —, não. E eu gosto de seguir meu próprio ritmo. — Com um sorriso, ela começou a arrumar as caixas. — Imagino que você também, ou ainda estaria com aquela empresa em Chicago.

— Sim, mas tenho meus momentos de querer correr de volta à estabilidade. — Ela estudou as costas de Shelby. — Eu não imagino que você sinta o mesmo.

— Há uma certa diversão na instabilidade, não é? — respondeu Shelby. — Especialmente se você acredita que há uma rede em algum lugar para te segurar se você escorregar para fora da borda.

Com uma risada, Maureen sacudiu a cabeça.

— Essa é uma maneira de olhar para a vida. Aproveitar e viver cegamente, com fé.

— Resumidamente, sim. — Shelby entregou a Maureen a primeira caixa, depois levantou as outras duas. — Pelo contato que você mencionou, suponho que você esteja falando de Myra.

— Sim! Liguei para ela sábado à tarde. Tudo o que eu precisei fazer foi dizer "Shelby" e ela me convidou para o *brunch* essa manhã.

— Myra não perde tempo. — Shelby afastou a franja de seus olhos quando colocou as caixas no balcão. — Depois você me conta como foi?

— Você será a primeira a saber — prometeu Maureen. — Sabe, nem todos estão tão dispostos a distribuir favores para amigos próximos, muito menos para estranhos. Obrigada mesmo.

— Você disse que era boa — lembrou-lhe Shelby, enquanto dava baixa no material que estava saindo. — Pensei que você poderia ser. De qualquer forma, talvez você não considere muito um favor depois desta tarde. Myra é uma mulher difícil.

— Eu também sou. E uma curiosa insaciável também. Você pode me dizer que isso não é da minha conta — começou ela, olhando de volta para Shelby. — Você pode me mandar cuidar do meu próprio nariz, mas preciso perguntar como terminaram as coisas com o senador MacGregor. Não o reconheci no momento e achei que o homem era apenas mais um maníaco apaixonado.

Shelby considerou a frase e gostou dela.

— Ele é um homem teimoso — disse a Maureen e pegou sua cópia do recibo. — Graças a Deus.

— Bom. Eu gosto de homens que pensam em arco-íris. Bem, é melhor eu colocar essas caixas no carro se não quiser chegar atrasada.

— Eu te ajudo. — Segurando caixas, Shelby abriu a porta para que Maureen pudesse passar.

— O carro está bem aqui. — Ela abriu a porta traseira de um carro pequeno. — Vou considerar vir visitá-la em uma quarta-feira ou sábado.

— Ótimo. Mas, se eu rosnar, apenas se afaste até meu mau humor passar. Boa sorte.

— Obrigada. — Maureen fechou o porta-malas e passou para o lado do motorista. — Dê ao senador meus cumprimentos, ok?

Rindo, Shelby acenou antes de voltar para a loja. Embalaria aquele *krater* verde, decidiu. Desta vez, ela surpreenderia Alan. Ele já estava prestes a ser surpreendido, de qualquer forma, embora não devesse ser uma surpresa para ele.

Alan geralmente não se sentia assediado, mas aquela manhã tinha sido um fluxo contínuo de reuniões. Também não se sentia pressionado pela imprensa, mas o repórter que estava esperando por ele fora do novo prédio do Senado tinha sido tão tenaz quanto irritante. Talvez ainda estivesse um pouco aborrecido pela conversa com Leo, ou talvez simplesmente estivesse trabalhando demais, mas quando Alan saiu do elevador em seu próprio andar do prédio, sua paciência estava por um triz.

— Senador. — Sua assistente levantou-se da cadeira, parecendo tão esgotada quanto ele. — Os telefones não pararam de tocar. — Ela carregava um caderno de couro que já estava examinando. — Anotei os recados de um tal de Ned Brewster, do AFL-CIO; da congressista Platt; de Shiver, do escritório do prefeito em Boston, em referência ao abrigo de Back Bay; de Smith, o assessor de mídia; tem uma Rita Cardova, assistente social no Nordeste, que insiste em falar com você pessoalmente sobre o seu projeto habitacional; e...

— Mais tarde. — Alan dirigiu-se até o escritório e fechou a porta. Dez minutos. Prometeu-se dez minutos enquanto deixava a maleta na mesa. Estava respondendo a uma lista infinita de solicitações desde às 8h30. Tinha o direito a dez minutos antes de voltar a trabalhar.

Não costumava precisar de um tempo, pensou com frustração enquanto franzia a testa e olhava pela janela. Podia ver o lado leste do Capitólio, a cúpula branca que simboliza a democracia, a liberdade de pensamento, a justiça, tudo em que Alan sempre acreditara. Podia ver o Capitol Plaza com seus enormes vasos redondos cheios de flores. Eles foram colocados depois da explosão, uma barricada estética. Eles representavam o que Alan sabia que era parte da teia humana. Alguns procuravam construir; outros destruir. O terrorismo era assustadoramente lógico. Se ele, como Leo colocara, fosse tentar a presidência, teria que lidar com isso todos os dias.

Sua decisão não poderia ser postergada por muito tempo. Normalmente, levaria seu tempo e testaria o terreno. E, em essência, ainda faria isso, publicamente. Porém, em particular, sua decisão teria que ser feita em breve. Não poderia pedir Shelby em casamento novamente antes de contar o que estava considerando para o futuro. Estaria pedindo que ela compartilhasse mais do que o sobrenome, a casa e a família, se ele decidisse tentar a presidência. Estaria pedindo que ela escolhesse dar uma parte de sua vida a ele, ao seu país e ao mundo de protocolos e da política. Alan já não considerava a decisão como somente dele. Shelby já era sua esposa em tudo, exceto no sentido legal. Ele só tinha que convencê-la disso.

Quando a campainha em sua mesa soou, ele olhou com desagrado. Só tivera cinco de seus dez minutos. Irritado, pegou o telefone.

— Sim?

— Lamento incomodá-lo, senador, mas seu pai está na linha um.

— Tudo bem, vou atender. Arlene, me desculpe, foi uma manhã conturbada.

O tom de voz da assistente sofreu uma mudança rápida e completa.

— Está bem. Seu pai parece... estranhamente animado, senador.

— Arlene, você deveria ter optado pelo corpo diplomático. — Ele ouviu sua leve risada antes de trocar a linha. — Olá, pai.

— Ora, ora, ora, então você ainda está vivo. — A voz retumbante mostrava um sarcasmo nada sutil. — Sua mãe e eu pensamos que você tinha sofrido um acidente fatal.

Alan conseguiu disfarçar o sorriso de sua voz.

— Eu me cortei na semana passada. Como você está?

— Ele pergunta como estou! — Daniel deu um suspiro que deveria ser patenteado para todos os pais sofredores do mundo. — Pergunto-me se você ainda se lembra *quem* sou. Mas está tudo bem, não sou importante. Já sua mãe... Ela ficou esperando o filho ligar. Seu primogênito.

Alan recostou-se. Com que frequência tinha amaldiçoado o destino por ter feito dele o mais velho e dar a seu pai aquela pequena frase para chantageá-lo? Claro, lembrou-se filosoficamente, que Daniel também tinha frases para Rena e Caine: a única filha e o filho mais novo. Era relativo.

— As coisas ficaram um pouco agitadas. Mamãe está aí?

— Teve uma emergência no hospital. — Cavalos selvagens não teriam feito Daniel admitir que sua esposa, Anna, teria lhe dado um sermão de uma hora se soubesse o que ele estava fazendo. Daniel considerava uma estratégia básica não contar nada à esposa até que tivesse terminado. — Já que ela tem estado tão triste e miserável — ele mentiu sem escrúpulos —, pensei em enterrar meu orgulho e ligar para você. Passou da hora de você tirar um final de semana para visitar sua mãe.

Alan ergueu uma sobrancelha, desconfiando do pai.

— Achei que ela estaria entretida com a chegada de seu primeiro neto. Como está Rena?

— Você pode ver por si mesmo neste fim de semana — informou Daniel. — Eu, digo, Rena e Justin decidiram que querem passar um fim de semana com a família. Caine e Diana também estão vindo.

— Você vai estar ocupado — murmurou Alan.

— O que disse? Fale para fora, garoto!

— Eu disse que você ficará ocupado — Alan alterou com prudência.

— Pelo amor de sua mãe, posso sacrificar minha paz e quietude. Ela se preocupa com todos os fillhos, e com você em especial porque ainda não tem esposa e família. O primogênito — acrescentou. — Até mesmo seu irmão e sua irmã, casaram antes de você. O filho mais velho, com o nome do meu próprio pai, mas muito ocupado para cumprir seu dever com a linhagem MacGregor.

Alan pensou em sua manhã cansativa e quase sorriu.

— A linhagem MacGregor parece estar caminhando bem. Talvez Rena tenha gêmeos.

— Rá! — Mas Daniel considerou a ideia por um momento. Pensou ter lembrado de gêmeos há algumas gerações do lado de sua mãe e fez uma nota mental para verificar a árvore genealógica depois de desligar. — Nós esperamos você na noite de sexta-feira. Agora... — Daniel se debruçou sobre sua enorme mesa e soprou em um de seus charutos proibidos. — O que diabos é tudo aquilo que andei lendo nos jornais?

— Especifique para mim — sugeriu Alan.

— Suponho que pode ter sido uma falha de impressão — considerou Daniel, batendo a ponta do charuto no cinzeiro que ele guardava em segredo na gaveta inferior de sua mesa. — Acho que conheço bem minha própria carne e sangue.

— Especifique um pouco mais — pediu Alan, embora já soubesse do que o pai estava falando. A diversão simplesmente era boa demais para ser encerrada tão rapidamente.

— Quando li que meu próprio filho, meu herdeiro, até o momento, está se confraternizando com uma Campbell, soube que deveria ser um simples erro de digitação. Qual o nome da menina?

Com uma onda de afeto, Alan sentiu um ímpeto de travessura.

— Que garota?

— Maldito! A garota com quem você está saindo e que parece uma fada. Uma boa jovem pela foto que vi. Ossos bons; boa postura.

— Shelby — disse Alan, e então esperou um pouco. — Shelby Campbell.

Silêncio mortal. Inclinando-se em sua cadeira, Alan perguntou-se quanto tempo se passaria antes que seu pai lembrasse de respirar. Era uma pena, pensou, que não pudesse ver o rosto do velho pirata.

— *Campbell*! — Seu pai entrou em erupção. — Uma ladra e assassina!

— Sim, e ela gosta de um MacGregor.

— Nenhum filho meu anda com alguém do clã Campbell! — gritou Daniel. — Eu vou te dar uma surra, Alan Duncan MacGregor! — A ameaça era tão vazia quanto tinha sido para Alan aos oito anos, mas feita no mesmo tom feroz. — Até ficar vermelho!

— Você terá a chance de tentar este fim de semana, quando conhecer Shelby.

— Uma Campbell na *minha* casa! Rá!

— Uma Campbell em sua casa — repetiu Alan suavemente. — E uma Campbell em sua família antes do final do ano, se meu plano for bem-sucedido.

— Você... — As emoções entraram em conflito dentro de si. Uma Campbell *versus* seu desejo mais firme: ver cada um de seus filhos casados e resolvidos, e ele próprio cheio de netos. — Você está pensando em se casar com uma Campbell?

— Eu já a pedi em casamento, mas ela não me aceitou... ainda — acrescentou.

— Não te aceitou! — O orgulho paterno dominou qualquer outro sentimento. — Que tipo de louca ela é? Típico de um Campbell. Pagãos estúpidos. — Daniel suspeitava que tivessem alguns feiticeiros espalhados entre eles. — Provavelmente enfeitiçou o menino — murmurou, franzindo o cenho. — Sempre teve bom senso antes disso. *Aye*, traga sua Campbell — ordenou rotundamente. — Vou investigar.

Alan sorriu, esquecendo o mau humor que o atormentara alguns minutos antes.

— Vou chamá-la.

— Chamá-la? Rá! Traga a menina, essa filha de um Campbell, aqui.

Imaginando Shelby, Alan decidiu que não perderia esse encontro por nada no mundo.

— Vejo você na sexta-feira, pai. Mande um oi para mamãe.

— Sexta-feira — murmurou Daniel, soprando avidamente no cigarro. — Sim, *aye*, sexta-feira.

Enquanto desligava, Alan podia imaginar o pai esfregando suas mãos enormes em expectativa. Seria um fim de semana interessante.

Quando estacionou o carro no beco ao lado da casa de Shelby, Alan esqueceu seu cansaço. O dia de dez horas era passado, com todas as suas resmas de papelada, fatos e números.

Mas quando Shelby abriu a porta, viu o cansaço e os traços de aborrecimento ainda nos olhos dele.

— Dia ruim para a democracia? — Com um sorriso, ela tomou seu rosto nas mãos e beijou-o levemente.

— Comprido — corrigiu ele e aproximou-a mais para um abraço melhor. E sabia que poderia enfrentar mais centenas de dias como aquele se a tivesse quando acabasse. — Desculpe, estou atrasado.

— Você não está. Quer uma bebida?

— Não recusarei.

— Vamos, vou fingir que sou uma dona de casa por alguns minutos. — Shelby levou-o para o sofá. Depois de aconchegá-lo, afrouxou sua gravata, retirou-a e abriu os dois botões superiores da camisa dele. Alan observou com um meio sorriso enquanto tirava os sapatos. — Eu poderia me acostumar com isso.

— Não o faça — aconselhou Shelby a caminho do bar. — Você nunca sabe quando entrará e me encontrará exausta no sofá, impossibilitada de qualquer movimento.

— Então cuidarei de você — sugeriu enquanto ela lhe entregava um uísque. Shelby sentou-se ao lado dele. — Eu precisava disso.

— Da bebida?

— De você.— Quando Shelby inclinou a cabeça, Alan lhe deu um longo e persistente beijo. — Só de você.

— Quer me contar sobre todos os oficiais ou lobistas desagradáveis ou qualquer outra coisa que tenha arruinado seu dia?

— Tive uma discussão longa e cansativa com a congressista Platt.

— Martha Platt — Shelby soltou um suspiro sabido. — Ela era uma burocrata linha dura, opinativa e mão de vaca quando eu era criança.

A descrição servia como uma luva.

— Ela ainda é.

— Meu pai sempre dizia que ela seria uma ótima contadora das finanças públicas. Ela pensa em dólares até os centavos.

Rindo, ele pousou o copo na mesa. Quem precisava de uísque quando se tinha Shelby?

— E você? Como foram as coisas no mundo dos negócios?

— Lentas pela manhã, agitadas à tarde. Tive a visita de um enorme grupo de estudantes universitários. Parece que a cerâmica está na moda. Falando nisso, tenho algo para você. — Ela se levantou e saiu da sala enquanto Alan esticava as pernas e percebia que não estava cansado, apenas mais relaxado do que teria imaginado ser possível vinte minutos antes.

— Um presente. — Shelby colocou uma caixa em seu colo. — Pode não ser tão romântico quanto o seu estilo, mas é único. — Voltou a sentar-se enquanto Alan tirava a tampa da caixa.

Em silêncio, ele levantou o *krater*, agarrando a tigela com ambas as mãos. Ela conseguiu imaginar Alan segurando o objeto do mesmo modo que um dos líderes romanos faria. Ver sua peça nas mãos dele a deleitou.

Alan estudou o objeto sem falar. Era suave e de um verde intenso, com pequenos traços de algo mais leve, embaixo da superfície. As linhas eram limpas e simples, requintadas na ausência de enfeites. Não conseguiu pensar em nada que lhe tivesse sido dado que parecia mais importante.

— Shelby, é lindo. Realmente, muito lindo. — Tirando uma das mãos do *krater*, ele pegou a dela. — Desde o início fiquei fascinado com o fato de que mãos tão pequenas possuem um talento tão grande. — Beijou seus dedos antes que seus olhos se elevassem aos dela. — Obrigado. Você estava fazendo isso no dia em que entrei em sua oficina.

— Você não perde nada, não é? — Feliz, ela passou um dedo pelo lado da tigela. — Eu estava fazendo isso... e pensando em você. Parecia certo que fosse seu quando ficasse pronto. Então, quando vi a sua casa, sabia que era certo para você.

— É certo para mim — concordou ele antes de colocar o *krater* em sua caixa para se aproximar de Shelby novamente. — Assim como você.

Ela apoiou a cabeça no ombro dele. Parecia verdade quando ele dizia.

— Vamos pedir comida chinesa.

— Humm, achei que você quisesse ver aquele filme no cinema.

— Isso foi de manhã. Essa noite, prefiro comer carne de porco com você no sofá. Na verdade — ela considerou quando começou a mordiscar o pescoço dele —, eu poderia me contentar com alguns biscoitos velhos e um pouco de queijo.

Alan virou-se para que seus lábios pudessem brincar com os dela.

— Que tal namorar primeiro e comer mais tarde?

— Você tem uma mente tão bem ordenada — comentou Shelby, deitando-se nas almofadas e puxando-o. — Eu simplesmente amo a maneira como ela funciona. Beije-me, Alan, da maneira que você fez quando nos sentamos pela primeira vez aqui. Aquilo me deixou louca.

Os olhos de Shelby estavam meio fechados, seus lábios entreabertos. Alan entrelaçou os dedos no cabelo espalhado sobre as almofadas. Ele não tinha mais a calma que se forçara a sentir da primeira vez. Com Shelby, imaginar como seria não era tão excitante quanto saber como era. Ela era mais excitante do que a fantasia mais pagã, mais desejável do que qualquer sonho febril. E ela estava ali, para ele.

Alan provou seus lábios lentamente, como Shelby queria. A necessidade de devorar poderia ser controlada quando sabia que haveria tempo.

Ela suspirou e tremeu. A combinação quase o fez explodir antes que percebesse que já estava perto disso. Ele não a havia tocado além daquele leve beijo.

Não sabia que a tortura poderia ser tão requintada, mas conhecia o fascínio da agonia agora, com a boca colada em Shelby, com os dedos dela abrindo sua camisa para explorá-lo.

Ela adorava senti-lo. Toda vez que tocava Alan livremente, Shelby sabia que nunca se cansaria de fazê-lo. Tocá-lo sempre causava uma onda pura de prazer e ganância. Sempre quando via algo que admirava, queria testar a sensação, o peso, textura... não era diferente com Alan. No entanto, cada vez que fazia, era como se fosse a primeira.

O aroma do sabonete dele... não, o sabonete dela, lembrou-se, ainda estava em seu corpo, mas misturado com uma fragrância almiscarada do dia de trabalho. O coração dele batia rapidamente, embora sua boca ainda fizesse amor com a dela em um ritmo lento e enervante. Shelby deslizou seus dedos até aqueles ombros masculinos para afastar a camisa e explorá-lo com mais liberdade. O beijo dele perdeu a paciência com uma brusquidão que a deixou sem fôlego.

Agora, ela estava imersa na tempestade que ele era capaz de conjurar como um mágico. Nuvens negras e carregadas. Relâmpagos audaciosos. Shelby poderia ter jurado que ouviu trovões, mas era apenas o som de sua própria pulsação. As mãos dele eram rápidas, despindo-a como se com raiva e depois moldando-a com toques fortes e seguros que a fizeram tremer. A excitação aumentou e Shelby não pôde fazer mais nada além de girar, sem controle, com a tempestade.

Alan ouviu o chamado dela, mas estava emaranhado demais em sua própria teia para responder. O amor preguiçoso e saciante do dia anterior não tinha causado isso nele. Havia algo selvagem em Alan, algo feroz que nunca tinha estado plenamente liberto. Mas aparecera agora, com a pantera finalmente livre de sua gaiola. Ele estava devorando Shelby e, mesmo sabendo disso, não conseguia parar. O corpo dela estava ansioso e tremendo sob o dele. Por onde sua boca passava, ele provava paixão e promessas.

Shelby arqueou o corpo, gemendo. Com sua língua, ele a levou sem trégua para outra explosão. Seu corpo estava em chamas; sua mente livre de pensamentos para ser governada apenas por sensações. Não sabia o que Alan havia perguntado, embora ouvisse a urgência rouca de sua voz. Não sabia o que havia respondido, só que nada que ele pudesse exigir teria sido demais. Pela cortina de paixão, viu o rosto dele acima do seu. Seus olhos não estavam mais inquietos, estavam mais escuros, quase selvagens.

— Eu não posso viver sem você — sussurrou ele, palavras que pareceram ecoar infinitamente em sua cabeça. — Eu não vou viver sem você.

Então, a boca masculina esmagou a dela, e tudo foi perdido em uma onda de delírio.

— Tem certeza de que não quer mais?

Duas horas depois, Shelby estava sentada de pernas cruzadas na cama com um quimono que deixava suas pernas nuas. Ela espetou seu garfo em uma pequena caixa de papelão branco e pegou um pedaço de carne de porco. Atrás dela, a televisão estava ligada com o volume baixo. Alan estava confortavelmente esticado, a cabeça apoiada em travesseiros.

— Não — ele a viu pegando mais comida. — Shelby, por que você não conserta a TV?

— Humm, qualquer hora dessas — disse ela vagamente antes de deixar a caixa de lado. Colocando uma das mãos sobre a barriga, suspirou. — Estou cheia. — Sorrindo, Shelby deixou seu olhar vagar pelo corpo magro e musculoso dele. — Me pergunto quantas pessoas na área metropolitana de Washington sabem o quão maravilhoso o senador MacGregor fica de cueca.

— Poucas.

— Você deve ter pensado em projeção de imagem, senador. — Ela passou a ponta do dedo no pé de Alan. — Você devia considerar fazer uma daquelas propagandas de roupas íntimas, sabe, como jogadores de futebol: "Nunca faço reuniões com dignitários estrangeiros sem a minha Calvin Klein."

— Ainda bem que você não é a minha conselheira de mídia.

— Seu chato — ela deitou-se em cima dele. — Basta pensar nas possibilidades.

— Eu penso — ele colocou uma mão por debaixo do quimono.

— Anúncios discretamente veiculados em revistas nacionais, *spots* de trinta segundos em horário nobre. — Shelby apoiou os cotovelos nos ombros dele. — Eu definitivamente consertaria minha TV.

— Pense na tendência que isso pode começar. Funcionários federais em todos os lugares vestindo apenas roupas íntimas.

As sobrancelhas de Shelby juntaram-se enquanto imaginava a cena.

— Credo, isso poderia dar início a uma calamidade nacional.

— Mundial — corrigiu Alan. — Uma vez que a bola começa a rolar, não pode ser parada.

— Tudo bem, você me convenceu. É seu dever patriótico manter-se completamente vestido. Exceto aqui — acrescentou Shelby com um brilho nos olhos enquanto brincava com o cós da cueca dele.

Rindo, Alan voltou a beijá-la.

— Shelby... — A língua dela passou sobre a dele enquanto Alan segurou a nuca dela com mais firmeza. — Shelby... — repetiu ele um momento depois. — Tem algo de que preciso falar, pois corro o risco de ficar tão distraído quanto antes.

— Promete? — Ela moveu seus lábios para o pescoço dele.

— Preciso comparecer a uma evento nesse fim de semana.

— É? — ela mudou para sua orelha.

Defendendo-se, Alan rolou sobre ela.

— Recebi uma ligação do meu pai essa tarde.

— Ah — o humor dançou em seus olhos. — O chefão.

— Ele vai gostar desse título. — Alan agarrou-a pelos pulsos para impedir que ela o distraísse ainda mais. — Parece que ele planejou um dos seus famosos fins de semana familiares. Venha comigo.

Uma sobrancelha levantou-se.

— Para a fortaleza MacGregor em Hyannis Port? Desarmada?

— Vamos levantar a bandeira branca.

Ela queria ir. E queria dizer não. Uma visita à casa da família de Alan chegava perigosamente perto do compromisso final do qual ela estava se esquivando com tanto cuidado. Perguntas e especulações, não haveria como evitá-los. Alan ouviu o pensamento dela tão claro como se tivesse sido falado em voz alta. Engolindo a frustração, mudou de tática.

— Tenho ordens para levar "aquela menina"... — ele viu os olhos de Shelby se estreitarem —, "aquela Campbell filha de ladrões e assassinos".

— É mesmo?

— É — Alan respondeu suavemente, enquanto Shelby ergueu seu queixo.

— Quando partimos?

Capítulo 10

O PRIMEIRO PENSAMENTO DE SHELBY quando viu a casa no penhasco foi que ela mesma não teria feito melhor. Era gloriosa. Rústica e sem pompa, estava fincada no alto, com torres de diversos tamanhos sobressaindo. Era feita de pedra e lembrava o mar, sombria e misteriosa sob o dia que caía. Uma fortaleza, um castelo, um anacronismo, Shelby não daria rótulos, apenas apreciaria.

Quando se virou para Alan, ela viu que a sobrancelha dele estava levantada na espera de um veredito. Havia aquele toque de humor em seus olhos que aprendera a detectar e a ironia que o acompanhava. Com uma risada, ela se inclinou novamente para dar mais uma olhada.

— Você sabia que eu ia amar isso.

Incapaz de resistir, Alan tocou com a ponta dos dedos o cabelo vermelho.

— Eu pensei que fosse... atrair você.

Shelby riu do tom seco e continuou a olhar para a casa enquanto Alan dirigia o carro alugado pela estrada inclinada.

— Se eu tivesse crescido aqui, teria tido fantasmas sem cabeça como amigos e meu quarto ficaria em uma das torres.

Alan fez uma das curvas sinuosas que se somavam à atmosfera. O mar estava próximo o suficiente para que seu aroma e seu som entrassem pelas janelas abertas.

— Não há fantasmas, embora de vez em quando meu pai ameaçasse importar alguns bem sanguinários da Escócia — quase sorrindo, olhou de canto para Shelby. — E o escritório *dele* fica em uma das torres.

Ela virou-se, ergueu uma sobrancelha, depois encostou-se no banco novamente.

— *Humm.*

Com as sobrancelhas ainda arqueadas, estudou as janelas de fenda da torre. Daniel MacGregor. Sim, estava ansiosa para conhecê-lo. Mesmo que estivesse no território dele. Mas, antes de conhecê-lo, Shelby apreciaria a vista.

Achou que as flores davam um toque agradável ao cenário. Havia diversas delas saindo da base da casa em uma mistura selvagem de fantasia de primavera. Teria o chefão MacGregor tido a última palavra sobre o paisagismo, Shelby se perguntou, ou aquele seria o território de sua esposa? Talvez a cirurgiã renomada relaxasse plantando petúnias. Shelby considerou e viu que fazia sentido. Mãos e mente inteligentes precisariam de uma atividade criativa.

Se a casa aliasse o design de Daniel com os jardins de Anna, Shelby concluiu que eles deviam se dar muito bem. Ambos aspectos eram únicos, fortes e incontritos. Conhecê-los seria muito interessante.

Assim que Alan estacionou, Shelby pulou do carro para ficar ao lado de um canteiro de flores, onde podia ter uma visão ampla de toda a estrutura. Ela estava rindo de novo, com a cabeça jogada para trás, as ondas vermelhas e incontroláveis lançadas ao vento. No momento, Shelby pensou que a casa estava em seu auge.

Alan se inclinou contra o capô do carro e a observou. Com ela, às vezes apenas olhar era suficiente.

Ele gostava da visão de Shelby contra o pano de fundo de flores descontroladamente coloridas e as pedras da casa, com as mãos nos bolsos da calça larga, o tecido fino de sua blusa ondulando no vento. As minúsculas tulipas que decoravam seu decote tinham sido cuidadosamente bordadas mais de cinquenta anos antes. Ela usava um relógio digital fino no pulso.

— Eu teria adorado ter alguns fantasmas — ela decidiu, então estendeu a mão para ele. — Fantasmas assustadores e hostis, não aqueles etéreos e chatos. — Seus dedos entrelaçaram-se aos de Alan e, por um momento, olharam para a casa juntos. — Beije-me, MacGregor — ela exigiu enquanto tirava o cabelo dos olhos. — Com força. Nunca vi um local mais perfeito para isso.

Enquanto falava, Shelby pressionou seu corpo ao de Alan, passando a mão por suas costas com firmeza para aproximá-lo ainda mais. Quando suas bocas se encontraram, teve a impressão de sentir uma tempestade no mar, não importava que o céu estivesse limpo. Ela podia tocá-lo e sentir o tremor do relâmpago. Se Alan sussurrasse o seu nome enquanto seus lábios se moviam juntos, ela podia ouvir trovões.

Então, estavam agarrando-se um ao outro, perdidos e inconscientes do mundo que simplesmente tinha parado em torno deles. Aves marinhas poderiam ter se aproximado, vindo se aninhar à medida que a noite se aproximava; a lua poderia ter começado a sua lenta ascensão, enquanto o sol descia. Não importava. O mundo de um tinha seu centro no outro.

As mãos dela acariciavam o rosto dele, e permaneceram ali depois que se separaram. Shelby foi tomada por um arrependimento pelo que ainda não conseguia dar a Alan, pelo que nunca poderia dar. Um compromisso que poderia transcender todo o medo, toda dúvida, e uma promessa que havia feito para si mesma.

— Eu te amo, Alan — murmurou. — Acredite.

Em seus olhos, ele podia ver nuvens de paixão e luta. Sim, ela o amava, mas... Ainda não, Alan ordenou a si mesmo. Ele poderia esperar um pouco antes de pressioná-la por mais.

— Eu acredito — pegando suas mãos, beijou-as antes de deslizar um braço em volta de sua cintura. — Entre.

Shelby inclinou a cabeça apenas o suficiente para descansá-la brevemente em seu ombro enquanto caminhavam até a porta.

— Estou confiando na sua palavra de que vou sair daqui inteira no domingo.

— Já contei o que penso sobre ser o mediador.

— Muito obrigada — ela olhou para a porta, observando o pesado brasão de bronze que servia de aldrava. O leão dos MacGregor olhou-a friamente com seu lema em gaélico sobre a cabeça coroada. — Seu pai não é nada discreto, não é?

— Digamos que ele tem um grande orgulho familiar. — Alan ergueu a aldrava, então deixou-a cair fortemente contra a espessa porta. Shelby imaginou que o som vibraria em todos os cantos da casa. — O clã MacGregor — Alan começou com um sotaque — é um dos poucos autorizados a usar a coroa em seu brasão. Bom sangue. Linhagem forte.

— Rá! — O olhar desdenhoso de Shelby tornou-se de curiosidade enquanto Alan explodiu em risadas. — Algo engraçado?

Antes que ele pudesse responder, a porta se abriu. Shelby viu um homem alto, loiro com os olhos azuis que pendiam para o violeta. Ele tinha um rosto magro que demonstrava inteligência e astúcia. Inclinando-se contra a porta, deu um sorriso rápido para Alan.

— Pode rir — disse ele. — Papai está falando há uma hora. Algo sobre... — seu olhar se desviou e parou em Shelby — "traidores e infiéis". Olá, você deve ser a infiel.

A ironia amigável em sua voz fez nascer um sorriso nos lábios de Shelby.

— Devo ser.

— Shelby Campbell, meu irmão, Caine.

— O primeiro Campbell a pisar na casa de um MacGregor. Entre por sua conta e risco. — Caine ofereceu a mão enquanto Shelby cruzava o limiar. Seu primeiro pensamento era que ela tinha o rosto de uma sereia, não muito bonita, mas sedutora e não facilmente esquecida.

Shelby olhou ao redor do salão, aprovando as tapeçarias desbotadas e os móveis velhos e pesados. Ela sentiu o perfume das flores da primavera, uma pitada de poeira e polimento antigo. Não, ela não poderia ter feito melhor.

— Bem, o telhado não caiu — comentou ela enquanto estudava um escudo com um brasão na parede. — Por enquanto, tudo bem.

— Alan! — Serena desceu as escadas rapidamente, apesar do tamanho de sua barriga. Shelby viu uma mulher elegante de olhos violeta, com cabelo de alguma forma delicado e ricamente loiro. Ela viu, também, a felicidade, o amor e o humor antes que Serena abraçasse Alan pelo pescoço. — Estava com saudades!

— Você está linda, Rena. — Com delicadeza, ele colocou uma mão na barriga da irmã. *Minha irmã*, pensou com uma mistura de admiração e orgulho. *Minha irmãzinha*. — Não consigo me acostumar com isso — murmurou.

Serena colocou a mão na dele.

— Você não tem muito mais tempo para se acostumar. — Ela sentiu o bebê se mover sob as mãos juntas e sorriu quando o olhar de Alan desceu. — Ele ou ela está impaciente para chegar — inclinando a cabeça, ela estudou o rosto de Alan. — De repente, papai colocou na cabeça que posso estar esperando gêmeos. Me pergunto quem poderia ter dado essa ideia...

— Foi uma manobra puramente defensiva.

— Hum, sei. — Virando-se, Rena estendeu ambas as mãos. — Você deve ser Shelby. Fico feliz que tenha vindo.

Shelby sentiu o carinho, mais despreocupado do que o de Alan, e a curiosidade, menos intensa que a de Caine.

— Eu também. Queria conhecer a mulher que quebrou o nariz de Alan.

Com uma risada abafada, Serena apontou para Caine.

— Era para ter sido o dele — ela estreitou os olhos um momento quando Caine mergulhou as mãos nos bolsos e sorriu. — *Deveria* ter sido ele. Entre e conheça o resto da família — continuou ela, passando seu braço pelo de Shelby. — Deus, espero que Alan tenha te preparado.

— À sua maneira.

— Se você começar a se sentir aturdida, basta me olhar. Hoje em dia, tudo que preciso fazer é suspirar para distrair a atenção do meu pai por uma hora e meia.

Alan observou as duas mulheres enquanto caminhavam pelo corredor.

— Parece que Rena está assumindo a partir daqui.

Caine deu um sorriso torto e colocou um braço sobre o ombro do irmão.

— A verdade é que todos nós estávamos morrendo de vontade de conhecer sua Campbell desde que papai fez o... anúncio. — Ele não perguntou a Alan se o relacionamento era sério. Não foi preciso. Lançou outro olhar especulativo sobre Shelby quando começaram a andar pelo corredor. — Espero que você tenha dito a ela que papai é um cão que ladra, mas não morde.

— Por que eu faria isso?

Shelby teve um momento para apreciar a cena do salão quando parou na entrada. Havia um homem moreno, fumando com calma numa velha cadeira volumosa. Shelby teve a impressão de que, mesmo parecendo uma estátua, ele poderia se mover rapidamente quando necessário. No braço da cadeira, estava sentada uma mulher com a mesma cor de pele. Suas mãos estavam dobradas cuidadosamente no colo de sua vívida saia verde. Um casal impressionante, pensou Shelby. Mas, então, parecia que os MacGregor eram uma multidão impressionante.

Em frente a eles, uma mulher trabalhava serenamente com um aro de bordar e agulha. Shelby podia ver não só de onde Alan tinha puxado suas características, mas também o sorriso atraente e sério. No centro do grupo, havia uma ampla cadeira alta, ornamentada. Era adequada para o homem que estava sentado nela.

Shelby observou que Daniel MacGregor era enorme. Um homem de aspecto dramático com cabelo vermelho flamejante, ombros como um touro e um rosto alinhado e enfeitado. Viu, com uma pontada de diversão, que ele usava o tartã dos MacGregor preso em seu casaco. Ele estava, indiscutivelmente, chefiando uma corte.

— Rena deveria descansar mais — afirmou Daniel, apontando um grande dedo para o homem na cadeira. — Uma mulher na condição dela não deve tratar de negócios até tarde da noite em um cassino.

Justin soltou um longo fluxo de fumaça.

— O cassino é o negócio da Serena.

— Quando uma mulher está grávida... — Daniel fez uma pausa longa o suficiente para lançar a Diana um olhar inquisitivo. Shelby observou a morena lutar com um sorriso antes de sacudir a cabeça. Daniel suspirou, voltou-se para Justin. — Quando uma mulher está grávida...

— Ela pode viver como qualquer outra mulher saudável — Serena completou a frase para o pai.

Antes que Daniel pudesse responder o que quer que tivesse em mente, viu Shelby. Os ombros largos levantaram-se, o queixo largo inclinou-se para um ângulo teimoso.

— Bem... — falou ele brevemente e deixou o assunto de lado.

— Shelby Campbell — anunciou Serena, com calma, ao atravessar a sala com Shelby ao seu lado. — O resto de nossa família. Meu marido, Justin Blade. — Shelby viu-se observada por um par de olhos verdes calmos e astutos. Ele demorou para sorrir, mas, quando o fez, valeu a pena. — Minha cunhada, Diana.

— Vocês são parentes — Shelby cortou as apresentações enquanto estudava Justin e Diana. — Irmão e irmã? — Diana assentiu, gostando da sinceridade nos olhos de Shelby.

— Acertou.

— Qual tribo? — perguntou ela.

Justin sorriu de novo, soltando outro fluxo de fumaça.

— Comanche.

— Linhagem boa — Daniel declarou com um baque de mão no braço de sua cadeira. Shelby enviou-lhe um olhar silencioso.

— Minha mãe — continuou Serena, engolindo uma risada.

— Estamos felizes por você ter vindo, Shelby — a voz de Anna era baixa e calma. Sua mão, quando pegou a de Shelby, era firme e forte.

— Obrigada. Eu estava admirando seu jardim, dra. MacGregor. É espetacular.

Anna sorriu, dando um pequeno aperto na mão de Shelby.

— Obrigada. É uma das minhas vaidades — quando Daniel limpou a garganta, em voz alta, um brilho de diversão atravessou o rosto de Anna. — Fez uma boa viagem?

— Sim — de costas para Daniel, Shelby sorriu. — Foi um voo tranquilo.

— Deixe-me olhar a garota! — exigiu Daniel com outro golpe no braço da cadeira.

Shelby ouviu Serena abafar outra risada. Lentamente, ela se virou para encarar Daniel. O queixo de Shelby estava levantado no mesmo ângulo arrogante que o dele.

— Shelby Campbell — disse Alan, aproveitando o momento —, meu pai, Daniel MacGregor.

— Campbell — repetiu Daniel, apoiando as duas mãos largas nos braços de sua cadeira.

Shelby moveu-se na direção dele, mas não ofereceu sua mão.

— *Aye!* — disse ela, guiada por seu sangue. — Campbell.

Daniel estreitou os olhos e fez o que considerava sua expressão mais sombria. Shelby não piscou.

— Meu clã preferiria receber um texugo em sua casa do que um Campbell. — Alan viu sua mãe abrir a boca e balançou a cabeça para silenciá-la. Ele não só sabia que Shelby poderia se defender, como também queria vê-la em ação.

— A maioria dos MacGregor devia ficar bastante confortável com texugos no salão.

— Bárbaros! — Daniel respirou fundo. — Os Campbell eram bárbaros! Todos e cada um deles!

Shelby inclinou a cabeça como para estudá-lo de novo ângulo.

— Os MacGregor têm reputação de serem maus perdedores.

Instantaneamente, o rosto de Daniel ficou tão vermelho quanto seu cabelo.

— Perdedores? Rá! Nunca houve um Campbell nascido que pudesse enfrentar um MacGregor em uma luta justa. Traidores!

— Dentro de minutos, estaremos falando novamente da biografia de Rob Roy — Shelby ouviu Caine afirmar. — Você não está com uma bebida, pai — disse, esperando distraí-lo. — Shelby?

— Sim — ela moveu seu olhar para ele, observando que Caine estava fazendo o seu melhor para manter a sobriedade. — Uísque — pediu ela, com uma piscadela rápida e irreprimível. — De verdade. Se os MacGregor tivessem sido mais sábios — ela continuou sem perder o ritmo —, talvez não tivessem perdido suas terras, seus kilts e o nome. Reis têm o hábito de se irritar quando alguém está tentando derrubá-los.

— *Reis!* — Daniel explodiu. — Um rei inglês, por Deus! Nenhum escocês de verdade precisava de um rei inglês para lhe dizer como viver em sua terra.

Os lábios de Shelby se curvaram quando Caine entregou-lhe um copo.

— Essa é uma verdade pela qual eu posso beber.

— Rá! — Daniel ergueu o copo e drenou-o em um gole antes de jogá-lo na mesa ao seu lado. Erguendo uma sobrancelha, Shelby olhou o uísque em seu copo e seguiu o exemplo de Daniel.

Por um momento, ele franziu a testa para o copo vazio ao lado do dele. Lentamente, com a sala silenciosa, voltou a olhar para Shelby. Seus olhos eram ferozes, os dela, insolentes. Levantando-se de sua cadeira, ficou frente a frente com Shelby, mas muitos centímetros mais alto, ele era um grande homem-urso de cabelo ardente. Ela colocou ambas as mãos nos quadris, uma mulher exótica com cachos igualmente dramáticos. Por um momento, Alan desejou que soubesse pintar quadros.

O riso de Daniel, quando ele jogou a cabeça para trás, era sonoro, alto e longo.

— *Aye*, por Deus, aqui está uma *lass* de verdade!

Shelby encontrou-se presa em um abraço esmagador de boas-vindas.

Não demorou muito para Shelby esboçar um rascunho mental da família MacGregor. Daniel era ousado, dramático e exigente, e uma gelatina quando se tratava de seus filhos. Anna tinha os olhos e o temperamento de seu filho mais velho. Ela poderia, concluiu Shelby, dominar silenciosamente qualquer um, inclusive o marido. Ao observá-la durante toda a noite, Shelby percebeu que teria que tomar cuidado com Alan. Ele tinha a paciência e percepção de sua mãe. Uma combinação formidável.

Gostou da família de Alan, as semelhanças e os contrastes. Individualmente, ela os teria achado interessantes. Como um grupo, eram fascinantes. A própria casa era algo ao qual Shelby jamais poderia resistir. Tetos abobadados, gárgulas, trajes de armadura estranhos e corredores intermináveis. Eles jantaram em um salão tão grande que poderia ser uma casa. Lanças atravessadas e presas em uma parede enfeitavam a parte de cima de uma enorme lareira, agora cheia de vegetação ao invés de troncos ardentes. As janelas eram altas e de chumbo, mas a luz vinha de um enorme lustre Waterford. As excentricidades e as ostentações da riqueza eram adequadas a Daniel MacGregor.

Shelby sentou-se à esquerda de Daniel e passou o dedo pela borda do prato de jantar.

— Este é um conjunto lindo — comentou. — Jasperware de Wedgwood, final do século XVIII. O amarelo é muito raro.

— Era da minha avó — contou Anna. — Seu único e grande prêmio. Não havia percebido que a cor era rara.

— Azuis, roxos, verdes e pretos são produzidos mais comumente pela coloração de óxido. Nunca vi essa cor fora de um museu.

— Nunca entendi todo o barulho por causa de um prato — colocou Daniel.

— Porque você está mais interessado no que vai nele — comentou Serena.

— Shelby é ceramista — explicou Alan, num tom tranquilo, antes de seu pai poder retrucar.

— Ceramista? — As sobrancelhas de Daniel se juntaram quando ele a estudou. — Você faz tigelas?

— Entre outras coisas — respondeu Shelby secamente.

— Nossa mãe fazia cerâmica — murmurou Diana. — Eu me lembro dela trabalhando em uma pequena roda manual quando eu era criança. É fascinante ver o que pode ser feito com uma pequena bola de barro. Você se lembra, Justin?

— Sim. Ela às vezes vendia suas peças para a pequena loja na cidade. Você vende seu trabalho ou é um passatempo?

— Eu tenho uma loja em Georgetown — ela sentiu um forte vínculo entre irmão e irmã.

— Uma comerciante — Daniel assentiu com aprovação. O comércio era algo que ele apreciava. — Você vende seus próprios produtos, então. Você é boa nisso?

Shelby levantou o vinho.

— Gosto de pensar que sou — tirando a franja dos olhos, ela se virou para Alan. — Você diria que sou boa, senador?

— Você é surpreendente — respondeu ele. — Para alguém sem qualquer senso de organização, você consegue trabalhar na sua oficina, gerenciar uma loja e viver exatamente como quer.

— Eu gosto de elogios estranhos — declarou Shelby, depois de um momento. — Alan está acostumado a uma rotina mais estruturada. Ele nunca ficaria sem gasolina na estrada.

— Eu gosto de insultos estranhos — repetiu Alan.

— Fazem um bom equilíbrio — Daniel gesticulou para ambos com o garfo. — Conhece sua própria mente, não é, garota?

— Tanto quanto qualquer um.

— Você será uma boa primeira-dama, Shelby Campbell — os dedos de Shelby apertaram seu copo de vinho, um gesto involuntário percebido apenas por Alan e sua mãe.

— Talvez... se fosse uma das minhas ambições.

— Ambição ou não, é o destino que terá quando você se emparelhar com ele — Daniel apontou seu garfo em direção a Alan.

— Você está sendo precipitado. — Alan cortou sua carne, xingando silenciosamente. — Ainda não decidi concorrer para a presidência, e Shelby ainda não concordou em se casar comigo.

— Não decidiu? Rá! — Daniel derramou vinho. — Não concordou? — Ele pousou o copo na mesa com um estrondo. — A menina não parece uma tola pra mim, Campbell ou não — continuou. — Ela é um bom rebanho escocês, não importa o seu clã. Isso produzirá verdadeiros MacGregor.

— Ele ainda gostaria que eu mudasse meu nome — comentou Justin, deliberadamente, tentando chamar a atenção para si mesmo.

— Foi feito para garantir a linhagem antes — retrucou Daniel. — Mas o bebê de Rena será tão MacGregor como nós. Assim como os de Caine quando ele se lembrar de seu dever e começar a fazer alguns. — Ele deu a seu filho mais novo um olhar acusador que foi respondido com um sorriso insolente. — Mas Alan é o primogênito, obrigado a se casar e continuar a linhagem.

Alan se virou, pretendendo encerrar o assunto, quando viu o sorriso de Shelby. Ela descansou os braços sobre a mesa, esquecendo-se de seu jantar, pelo puro prazer de assistir a Daniel MacGregor dar um sermão.

— Divertindo-se? — murmurou Alan perto de sua orelha.

— Não perderia isso por nada. Ele é sempre assim?

Alan deu uma olhada, observando o pai gesticular com sua palestra.

— Sim.

Shelby suspirou.

— Acho que estou apaixonada. Daniel... — ela interrompeu seu fluxo de palavras puxando bruscamente sua manga. — Sem querer ofender Alan ou a sua esposa, mas acho que se eu for casar com um MacGregor, terá que ser você.

Apanhado no meio do seu discurso, Daniel olhou para ela. Abruptamente, seus traços relaxaram e sua risada soou.

— Você é uma danada, Shelby Campbell. Aqui... — e ergueu uma garrafa de vinho. — Seu copo está vazio.

— Você foi muito bem — Alan disse a ela mais tarde, quando levou Shelby a um caminho que circundava a casa.

— Fui? — rindo, ela entrelaçou sua mão com a dele. — Ele é um homem difícil de resistir. — Ela se ergueu nas pontas dos pés para mordiscar o lóbulo da orelha de Alan. — Assim como o primogênito.

— Esse termo deve ser usado reverentemente — avisou Alan. — Eu, em particular, sempre achei um pé no...

— Oh, isso é fabuloso! — Shelby levantou um vaso de porcelana vítrea de uma mesa alta. — Chantilly francês! Alan, eu juro que esta casa é melhor do que um galeão espanhol afundado. Nunca me cansaria de vagar de um corredor para outro. — Depois de colocar o vaso de volta ao local, virou-se para sorrir para ele. — Você já usou alguma dessas armaduras?

— Caine já. Demorou mais de uma hora para tirá-lo de dentro.

Shelby deu um murmúrio de simpatia ao segurar o rosto de Alan com as mãos.

— Você era um bom garoto — seu riso foi abafado contra seus lábios em um beijo abrasador. Cheio de calor e fogo, mas sem aviso prévio.

— Ele entrou — Alan continuou puxando-a pelo cabelo para aprofundar o beijo — porque eu sugeri que poderia ser uma experiência interessante.

Ofegante, Shelby olhou para ele. Quando estaria preparada para aquelas mudanças súbitas e perigosas de sua natureza?

— Um instigador...

— Um líder objetivo — corrigiu ele antes de soltá-la. — E eu consegui tirá-lo... depois de termos assustado Rena.

Por um momento, ela se apoiou contra a parede, observando-o, enquanto seu corpo lentamente parava de palpitar.

— Eu não acredito que você foi tão bem-educado quanto me disse uma vez. Você provavelmente mereceu esse nariz quebrado.

— Caine merecia mais.

Shelby riu de novo, enquanto caminhavam por outro corredor.

— Gosto da sua família.

— Eu também.

— E você gostou de me ver enfrentar seu pai.

— Sempre gostei de comédias.

— Comédias? — ela inclinou a cabeça contra o ombro dele. — Alan... de onde seu pai teve a ideia de que vamos nos casar?

Ele acendeu um interruptor que iluminou o corredor de forma sombria.

— Eu contei que havia pedido sua mão — disse ele como se não fosse nada. — Meu pai tem dificuldade em entender que alguém poderia recusar seu primogênito. — Alan se virou, prendendo Shelby entre a parede e ele mesmo.

A luz fraca aprofundou as cavidades do rosto de Alan, deixando seus olhos mais obscuros. Ela podia sentir a força emanando dele, embora seus corpos mal estivessem se tocando. Ele podia ser feroz, Shelby sabia, tão facilmente quanto podia ser gentil.

— Alan...

— Quanto tempo você vai me pedir para esperar? — Ele não tinha a intenção de pressioná-la; tinha prometido a si mesmo que não o faria.

Mas vê-la em sua casa de infância, com sua família, com suas lembranças, só intensificara sua necessidade por ela. Por tudo dela. — Eu te amo, Shelby.

— Eu sei — seus braços passaram ao redor do pescoço dele, rosto pressionado contra rosto. — Eu te amo. Dê-me um pouco mais de tempo, Alan. Apenas um pouco mais de tempo. É demais pedir, eu sei — ela segurou-o um momento antes de se afastar o suficiente para ver seu rosto. — Você é mais justo do que eu, mais gentil, mais paciente. Tenho que aproveitar isso.

Ele não se sentiu justo, nem gentil, nem paciente. Ele queria encurralá-la em uma esquina e exigir, insistir, talvez até implorar. Havia muito MacGregor nele para que pudesse implorar e o olhar dela não permitiria que ele recorresse às duas primeiras opções.

— Tudo bem. Mas, Shelby, há coisas sobre as quais devemos conversar em Washington. Quando eu tomar a minha decisão, terei que pedir-lhe para fazer a sua.

Ela umedeceu os lábios, com medo de saber o que a decisão dele botava em jogo. Não agora, disse a si mesma. Não pensaria naquilo por enquanto. Em Washington, ela se obrigaria a lidar com isso. Mas ali, naquele momento, queria Alan para si, sem política, sem pistas do futuro.

— Conversaremos em Washington — concordou ela. — E eu prometo a você uma resposta.

Acenando com a cabeça, Alan segurou-a pelo pescoço.

— Que seja a que eu quero — murmurou ele, depois a beijou sem paciência. — Já é tarde — acrescentou, sabendo que Shelby estava surpreendida e vulnerável enquanto ele continuava a tomar posse de sua boca. — Imagino que todos tenham ido dormir.

— Deveríamos ir também.

Ele riu, tomando o lóbulo da orelha de Shelby entre os dentes.

— Que tal um mergulho à meia-noite?

— Mergulho? — Com um suspiro, Shelby fechou os olhos e deixou as sensações levá-la. — Eu não trouxe biquíni.

— Ótimo — Alan conduziu-a pelo corredor para uma grande porta dupla. Depois de abri-la, empurrou Shelby para dentro, fechou e trancou a porta atrás deles.

Com as mãos nos quadris, ela examinou a sala. Era grande, como tudo na casa. Uma parede era inteira de vidro, com grandes plantas exuberantes penduradas em níveis escalonados. Shelby podia ver a ondulação da luz do luar. O chão era feito de pequenas telhas de mosaico em um intrincado padrão de azul e verde. No centro da sala, havia uma enorme piscina de cor azul.

— Daniel MacGregor não brinca em serviço, hein? — sua voz ecoou do fundo da água ao teto alto. Com um sorriso, Shelby virou-se para Alan. — Eu aposto que você nadou aqui todos os dias da sua vida. A primeira vez que te vi, tive a impressão de que era um nadador, maratonista. É seu físico. — Ela apertou rapidamente o ombro dele. — Talvez eu não estivesse tão errada.

Alan apenas sorriu e afastou-a da piscina.

— Vamos para a sauna primeiro.

— Ah, vamos?

— Sim — ele passou uma das mãos no cós da calça de Shelby e puxou-a para perto dele. — Abrir um pouco os poros. — Em um movimento rápido, ele abriu o fecho da calça e a empurrou para o chão.

— Já que insiste... — Shelby começou a desfazer a gravata de Alan. — Você já notou, senador, que na maioria das vezes você usa mais roupas do que eu?

— De fato... — Ele deslizou as mãos sob a blusa dela e encontrou sua pele.

Os dedos de Shelby lutaram contra os botões de sua camisa.

— A menos que você queira entrar na sauna vestido, melhor ir com calma — soltando um longo suspiro, Shelby conseguiu tirar a camisa dele. — Nós precisaremos de toalhas — acrescentou ela, depois deslizou sua mão do peito ao ventre de Alan em um único movimento.

Lentamente, Alan tirou a blusa de Shelby, permitindo-se uma longa olhada antes de ir até a prateleira atrás dele para pegar toalhas. Ela era pálida, fina, sedutora e desafiadora, e sua. Retribuindo o olhar, Shelby envolveu seu corpo na toalha como se vestisse um tubinho.

O calor seco a consumiu quando Alan abriu a porta para o pequeno quarto. Shelby ficou imóvel um momento, absorvendo-o, antes de sentar-se em um banco.

— Não faço isso há meses — confessou ela, depois fechou os olhos e recostou-se. — É maravilhoso.

— Ouvi dizer que meu pai fechou diversos negócios rentáveis nesta sala — Alan aproximou-se dela, e Shelby abriu um pouco os olhos.

— Imagino que ele tenha feito. Assim que terminava, ele poderia ter reduzido a maioria dos homens a poças de água. — Num gesto preguiçoso, arrastou a ponta do dedo para baixo da coxa de Alan. — Você usa saunas para intrigas vitais do governo, senador?

— Estou inclinado a pensar em outras coisas para pequenos quartos quentes. — Curvando-se, ele roçou seus lábios sobre o ombro nu de Shelby. O toque de uma língua, a pressão rápida dos dentes. — Vital, certamente, porém mais pessoal.

— Humm — Shelby inclinou a cabeça enquanto Alan levava seus lábios para mais perto de seu pescoço. — Quão pessoal?

— Isso é confidencial — Alan puxou-a para o seu colo e deu início a uma sessão de beijos e mordiscadas lentas que sempre a enebriavam. A boca dela se movia contra a dele com uma paixão preguiçosa e molhada. — Seu corpo me fascina, Shelby. Esbelto, suave, ágil. — Seus lábios se moveram mais para baixo, para ficar um pouco acima do nó frouxo da toalha. — E sua mente. Ela também é ágil, e tão inteligente quanto suas mãos. Nunca consegui descobrir o que me atraiu primeiro. Talvez tenha sido tudo ao mesmo tempo.

Shelby estava contente de se deitar e deixá-lo fazer amor com ela utilizando palavras e o leve roçar de seus lábios. Os músculos dela estavam moles com o calor; sua pele estava macia e úmida. Quando os lábios de Alan voltaram aos seus, descobriu que quase não tinha forças para passar o braço em volta do pescoço dele e aproximá-lo. No entanto, a boca de Shelby podia se mover, pressionar-se contra a dele, abrir, convidar, atrair. Ela concentrou todo o seu poder nisso, já que seu corpo parecia derreter de calor e desejo.

Enquanto Alan a beijava, lenta e profundamente, a ponta de seu dedo cutucou o nó da toalha até se afrouxar, deixando Shelby vulnerável a ele.

Sentiu-a gemer uma vez contra sua boca, provando a respiração trêmula que se mesclara com a sua. Seu cheiro, sempre excitante, parecia preencher a pequena sala até que não houvesse nada mais. Então, ele a tocou. Primeiro com uma possessividade preguiçosa, imaginando cada curva sensível à medida que a ponta de seus dedos deslizavam por elas.

Com o braço em volta de Shelby, ele a aproximou. A pele, lisa de calor, parecia se fundir. Seus lábios, ainda famintos, pediam cada vez mais um beijo que insinuava durar para sempre. Havia resposta onde quer que ele tocasse, uma resposta que se tornava mais frenética, pois suas mãos buscavam com menos paciência. Quando ela começou a estremecer, sentiu uma nova emoção que o atravessava. "Agora", exigiu a emoção. "Tome-a agora. Aqui e agora." Ofegante, forçou seu desejo a ficar em segundo plano e se contentou em destruir a sanidade de Shelby.

Descobriu-a quente e úmida. Quando ela se arqueou contra sua mão, Alan sentiu sua paixão aumentar e explodir. Imediatamente, Shelby gemeu seu nome, e apenas seu nome. Era tudo o que ele queria ouvir. Então, ela voltou a ficar flexível, mole e macia. Poderia tê-la segurado por horas. Puxando-a para mais perto, Alan ficou de pé.

— É perigoso ficar aqui por muito tempo — rapidamente, roçou a boca contra a dela. — Vamos esfriar.

— Impossível — murmurou Shelby e deitou-se de costas contra o ombro masculino. — Absolutamente impossível. — Eles deixaram as toalhas para trás.

— A água é fria... quase tão suave quanto sua pele.

Com um meio suspiro, ela se virou para olhar a superfície imóvel da piscina.

— Posso aguentar se você aguentar. — Ela circulou os braços com mais segurança em volta do pescoço dele. — Mas acho que não tenho forças nem para boiar.

— Faremos juntos e ao mesmo tempo — sugeriu Alan. Depois, mudando seu peso ligeiramente, pulou com ela.

Shelby arfou com o choque de frio, depois emergiu, puxando ar e se agarrando a Alan.

— Está congelando!

— Não está. Na verdade, a água é mantida a cerca de vinte e quatro graus. É apenas a mudança abrupta de temperatura.

Shelby estreitou os olhos e jogou água no rosto de Alan antes de se soltar e nadar para o outro lado da piscina. Seus músculos estavam aquecidos, flexíveis. Quando ela chegou ao outro extremo da piscina, Alan estava esperando por ela.

— Metido — acusou-o, afastando o cabelo dos olhos. Então, com a língua entre os dentes, deixou seu olhar vagar lentamente por ele, desde onde a água escorria de seu cabelo até onde ela batia suavemente logo abaixo da cintura. Não importava quantas vezes o visse, ou com que frequência o tocasse, o corpo de Alan sempre a excitava.

— Você está lindo, senador. Acho que poderia me acostumar a vê-lo molhado e nu. — Preguiçosamente, ela mergulhou de volta e começou a flutuar. — Se você decidir abandonar a política, imagino que poderia ter uma carreira bem-sucedida como um salva-vidas em uma praia de nudismo.

— É sempre bom ter um plano B. — Ele olhou para ela por um momento. Seu corpo pálido e suave contra a água escura. O luar vertia através das janelas e tremia na superfície da água. O desejo que sentira momentos antes voltou com força total. Em um piscar de olhos estava ao lado dela, um braço preso em volta de sua cintura. Shelby agarrou seus ombros para manter o equilíbrio enquanto a cabeça continuava inclinada para trás, seu cabelo flutuando dentro da água. Viu nos olhos dela a emoção, a necessidade mútua. Então, a boca dela correu ao encontro da sua, e ele não viu mais nada.

Shelby sabia que não haveria um amor paciente e preguiçoso, agora. A boca dele a esmagava, e ela sentia traços de selvageria e desespero. A mão em seu quadril a grudava a ele. Não sabia que sua paixão poderia aumentar de novo tão rapidamente, mas encontrou-se pronta e aberta como antes. O desejo veio em ondas rápidas, cada uma maior do que a anterior, até que Shelby viu-se submersa e lutando por ar. Seus corpos pressionaram-se, molhados e urgentes. Shelby mergulhou os dedos no cabelo de Alan, murmurando mil promessas e exigências.

A água diminuía seus movimentos, parecendo provocá-los quando ambos estavam apressados. Nenhum dos dois tinha paciência para o onírico ou o lânguido no momento, quando a fome era tão afiada e devastadora. Sentiu a água sobre os ombros, fresca e sensual, enquanto a boca de Alan aqueceu-se e tornou-se mais firme, mais gananciosa, na dela. Podia sentir o cheiro de sua pele, prová-la enquanto passava os lábios pelo corpo dele, o leve rastro de cloro disputando com o aroma e o sabor com os quais já estava acostumada. Apenas isso indicava que eles estavam em uma piscina, e não em uma lagoa de uma ilha deserta.

Mas, quando ele a levava a um frenesi de paixão, podiam estar em qualquer lugar do mundo.

Capítulo 11

— Oi.

Shelby sufocou um bocejo quando virou a última curva da escada e viu Serena.

— Oi.

— Parece que você e eu somos as únicas que não estão envolvidas com alguma atividade chata e produtiva nesta manhã. Quer tomar café? — convidou Serena.

— Sim — Shelby deixou cair a mão sobre sua barriga. — Estou faminta.

— Ótimo. Costumamos tomar café da manhã em uma sala fora da cozinha, pois todos nós temos horários diferentes. Caine — Serena continuou enquanto começaram a andar pelo corredor — sempre levanta na primeira hora da manhã, um hábito que sempre me irritou. Alan e meus pais não são tão melhores. Diana considera 8h tarde para qualquer um, e Justin funciona com um relógio que ainda não entendi. De qualquer forma, eu tenho uma desculpa agora. — Ela deu um tapinha na barriga redonda.

Shelby sorriu.

— Eu não tenho desculpas.

— Melhor para você.

Serena entrou em uma sala de café da manhã ensolarada, que teria sido considerada grande e formal por qualquer um, a não ser por Daniel MacGregor. Cortinas de um azul-real estavam presas a janelas altas com borlas grossas. O tapete era um Aubusson em tons de azuis e dourados desbotados.

— Não consigo superar esse lugar — Shelby vagou até um buffet do estilo Chippendale para estudar uma coleção de utensílios da Nova Inglaterra.

— Eu também não consigo — concordou Serena com uma risada. — O que você acha de waffles?

— Tenho sentimentos muito calorosos e amigáveis sobre waffles.

— Eu sabia que ia gostar de você — disse Serena com um aceno de cabeça. — Volto logo. — Ela desapareceu através de uma porta lateral.

Sozinha, Shelby vagou, estudando um quadro de uma paisagem francesa, cheirando flores frescas em uma cesta de cristal. Levaria todo o fim de semana para ver cada cômodo, concluiu. E uma vida para realmente apreciar tudo neles. No entanto, sentia-se em casa ali, percebeu enquanto olhava pela janela com vista para o gramado ao sul. Ela sentia-se tão à vontade com a família de Alan quanto ficava com a sua. Parecia simples para ela e Alan se amarem, se casarem, terem filhos... Com um suspiro, encostou a testa contra a janela. Se fosse realmente simples...

— Shelby?

Endireitando-se, ela se virou para ver Serena observando-a calmamente.

— Eu trouxe um pouco de café — hesitou. Não esperava ver os olhos cinzentos e cândidos perturbados. — Os waffles estarão prontos em um minuto.

— Obrigada — Shelby sentou-se na mesa enquanto Serena servia o café. — Alan me disse que você é dona de um cassino em Atlantic City.

— Sim. Justin e eu somos sócios lá e em vários outros hotéis. Do resto — ela acrescentou ao levantar a xícara — ele é dono sozinho... por enquanto.

— Você vai convencê-lo de que ele também precisa de um sócio nos outros.

— Um por vez. Aprendi a lidar com ele no ano passado, especialmente porque ele perdeu a aposta e teve que se casar comigo.

— Você vai ter que explicar melhor essa história.

— Ele é um apostador. Eu também. Apostamos em uma moeda — ela sorriu, lembrando. — Cara, eu ganhava. Coroa, ele perdia.

Rindo, Shelby repousou sua xícara.

— Sua moeda, acredito.

— Pode apostar. Claro que Justin sempre soube, mas, em todo esse tempo, nunca o deixei ver aquela moeda. — Em um gesto inconsciente, ela descansou uma mão na barriga. — Para mantê-lo na linha.

— Ele é louco por você — afirmou Shelby. — Dá para ver na maneira como ele te olha quando você entra em uma sala.

— Nós passamos por muita coisa juntos. — Ela ficou em silêncio por um momento, pensando nos primeiros meses atribulados depois que se conheceram, o amor que cresceu apesar de tudo e o medo de concretizar o compromisso final. — Caine e Diana também — continuou ela. — Justin e Diana tiveram uma infância difícil. Isso tornou complicado para eles se entregarem a um relacionamento. Estranho, acho que amei Justin quase desde o início, embora eu não percebesse isso. Foi o mesmo com Caine e Diana. — Ela pausou, com seus olhos quentes e sinceros nos de Shelby.

— Vocês, MacGregor, sabem o que querem rapidamente.

— Eu me perguntava se Alan seria capaz de amar alguém, até que o vi com você. — Serena se esticou sobre a mesa para tocar a mão de Shelby. — Fiquei tão feliz quando vi que você não era o tipo de mulher pelo qual eu temia que ele se apaixonasse.

— E que tipo era esse? — perguntou Shelby com um meio sorriso.

— Uma loira fria, perfeita e elegante, talvez com mãos suaves e maneiras impecavelmente chatas. — Seus olhos se iluminaram com humor. — Alguém com quem eu não aguentaria tomar café da manhã.

Shelby riu, mas balançou a cabeça enquanto tomava mais um gole de café.

— Esse parece ser o tipo de mulher muito mais adequada para o senador Alan MacGregor.

— Adequada ao título — respondeu Serena. — Não ao homem. E o homem é meu irmão. Ele costuma ser muito sério, às vezes trabalha demais e se preocupa demais. Ele precisa de alguém para ajudá-lo a se lembrar de relaxar e rir.

— Eu queria que isso fosse tudo do que ele precisasse — lamentou Shelby.

Vendo a preocupação nos olhos de Shelby novamente, Serena sentiu uma onda instantânea de simpatia. Com dificuldade, ela dominou a sensação, sabendo que a simpatia muitas vezes levava a interferências.

— Shelby, espero não estar me intrometendo. Bem, talvez um pouco. Eu realmente queria que você soubesse como me sentia. Eu amo muito o meu irmão.

Shelby olhou para a xícara vazia antes de levantar o olhar para Serena.

— Eu também.

— Nunca é fácil, não é?

— Não, não é.

— Então, você finalmente decidiu levantar. — Alan quebrou o silêncio ao entrar pela porta. Embora tenha percebido que algo havia se passado entre Shelby e sua irmã, não disse nada.

— Não são nem 10h — declarou Shelby, inclinando a cabeça para um beijo. — Você comeu?

— Horas atrás. Tem mais café?

— Muito — afirmou Serena. — É só pegar uma xícara no buffet. Você viu Justin?

— No andar de cima, com papai.

— Ah, planejando um novo e brilhante esquema financeiro.

— Jogando pôquer — corrigiu Alan, enquanto se servia de café. — Papai já perdeu cerca de quinhentos dólares.

— Caine?

— Cerca de trezentos.

Serena tentou parecer desgostosa, mas falhou.

— Eu não sei o que fazer em relação a Justin, que continua falindo minha família. Quanto você perdeu?

Alan encolheu os ombros e tomou um gole.

— Cerca de cento e setenta e cinco — olhando Shelby, ele sorriu. — Eu apenas jogo com Justin por motivos diplomáticos. E... droga, um dia ainda vou vencê-lo.

— Acredito que apostar não é legal neste estado — comentou Shelby, olhando enquanto os waffles eram trazidos. — Imagino que a multa deva ser bem cara.

Ignorando-a, Alan olhou para o prato.

— Você vai comer todos esses?

— Sim. — Shelby pegou o xarope e despejou-o generosamente. — Já que clubes masculinos são arcaicos, chovinistas e inconstitucionais, suponho que posso jogar um pouco. — Alan observou os waffles desaparecerem.

— Nenhum de nós considera que o dinheiro tenha um gênero. — Ele enrolou um cacho vermelho em torno de seu dedo. — Você está preparada para perder?

Shelby sorriu quando deslizou o garfo entre seus lábios.

— Não costumo fazer isso.

— Acho que vou assistir um pouco — Serena considerou. — Onde estão mamãe e Diana?

— Nos jardins. Diana queria algumas dicas para a casa que ela e Caine acabaram de comprar.

— Isso deve nos dar uma ou duas horas — afirmou Serena com um aceno de cabeça ao se levantar.

— Sua mãe não gosta de jogos?

— Os charutos do meu pai — corrigiu Serena quando saíram da sala. — Ele os esconde. Ou ela o deixa pensar que o faz.

Lembrando-se dos olhos calmos e observadores de Anna, Shelby concluiu que provavelmente era a última opção. Anna, como Alan, era muito perceptiva.

Ao começarem a subir a torre, a voz de Daniel retumbou.

— Maldito seja, Justin Blade! Você tem uma sorte do diabo.

— Maus perdedores, esses MacGregor — Shelby suspirou, deslizando seu olhar para Alan.

— Vamos ver se os Campbell podem fazer melhor. Sangue novo — anunciou Alan da porta.

Fumaça pendia no ar, o rico e perfumado aroma de tabaco caro. Estavam usando a enorme escrivaninha antiga de Daniel como uma mesa, com cadeiras puxadas ao seu redor. Os três homens olharam quando Shelby e Serena entraram.

— Não gosto de tirar o dinheiro da minha esposa — comentou Justin, dando-lhe um sorriso enquanto apertava um charuto entre os dentes.

— Você não terá a oportunidade de tentar — Serena sentou-se no braço da cadeira com um suspiro silencioso. — Shelby gostaria de jogar um pouco.

— Uma Campbell! — Daniel esfregou as mãos. — Então, veremos como o vento sopra agora. Pegue uma cadeira, *lass*. Três aumentos, limite de dez dólares, valetes ou melhor para abrir.

— Se você acha que vai compensar suas perdas, MacGregor... — disse Shelby suavemente enquanto se sentava — está enganado.

Daniel fez um som de apreciação.

— Dê as cartas, garoto — ordenou ele a Caine. — Dê as cartas.

Demorou menos de dez minutos para Shelby descobrir que Justin Blade era o melhor jogador de pôquer que já conhecera, e ela já havia jogado bastante por aí, em mesas elegantes e não tão elegantes. Daniel jogava desafiadoramente, Caine com uma combinação de impulso e habilidade, mas Justin simplesmente jogava. E ganhava. Sabendo que estava contra um jogador mais esperto do que ela, Shelby decidiu contar com o que considerava sua melhor opção: pura sorte.

De pé atrás dela, Alan observou-a descartar um dois de copas, preferindo comprar uma carta e tentar uma *sequência de meio*. Com um movimento de cabeça, ele caminhou até a mesa no canto para servir-se mais uma xícara de café.

Alan gostou da maneira como Shelby estava, cotovelo a cotovelo com seu pai, suas cabeças flamejantes um pouco curvadas, enquanto estudavam suas cartas. Era estranha a facilidade com a qual ela havia entrado em sua vida, de um jeito que prometia infinitas e fascinantes experiências. Shelby se encaixava ali, na sala da torre, jogando pôquer em um ar entupido de fumaça e com xícaras de café ficando frias e amargas. E ela se encaixaria em um elegante evento de Washington, em uma sala brilhante e iluminada, bebendo champanhe em taças de cristal.

Shelby se encaixava nos seus braços à noite como nenhuma mulher jamais fizera, ou faria. Alan precisava dela em sua vida tanto quanto precisava de comida, água e ar.

— Um par de ases — disse Daniel com um olhar feroz em seus olhos.

Justin abaixou suas cartas mostrando os números.

— Dois pares. Valete e sete. — Ele se recostou quando Caine xingou com desgosto.

— Seu filho da... — frustrado, Daniel parou a frase no meio. — Que o diabo te carregue, Justin Blade.

— Você o está mandando embora antes do tempo — comentou Shelby, mostrando suas cartas. — Sequência, do cinco ao nove.

Alan aproximou-se para olhar suas cartas.

— Não acredito. Você comprou o seis e o sete!

— Apenas uma maldita bruxa conseguiria uma sequência de meio! — Daniel explodiu, olhando para ela.

— Ou uma maldita Campbell — apontou Shelby.

Os olhos de Daniel se estreitaram.

— Dê as cartas.

Justin sorriu para Shelby, enquanto ela recolhia suas fichas.

— Bem-vinda a bordo — disse calmamente e começou a embaralhar as cartas.

Eles jogaram durante uma hora, com Shelby aderindo a um sistema ilógico que a manteve a salvo nas apostas. Normalmente, não teria considerado um ganho de vinte e cinco dólares impressionante, mas, considerando sua concorrência, ficou satisfeita. A dúvida se a jogatina continuaria até a tarde foi respondida no momento em que Daniel ouviu a voz de sua esposa subindo as escadas. Imediatamente, ele apagou a melhor parte de um charuto de sete dólares, depois empurrou-o em um cinzeiro embaixo da mesa.

— Aumento cinco — disse ele, de novo apoiado em sua mesa.

— Você ainda não abriu — Shelby lembrou-o docemente. Pegando uma balinha da tigela da mesa, colocou-a na boca dele. — Precisa encobrir todas as suas pistas, MacGregor.

Daniel sorriu e bagunçou os cabelos de Shelby.

— Uma boa moça, Campbell ou não.

— Deveríamos ter adivinhado que eles estariam ocupados perdendo dinheiro para Justin — afirmou Anna quando entrou no escritório com Diana ao seu lado.

— Perderam um pouco para a nova integrante também — Caine estendeu a mão para a esposa.

— Já era hora de Justin ter alguma competição — colocando os braços em volta do pescoço de Caine, Diana descansou o queixo no topo de sua cabeça. — Anna e eu estávamos pensando em nadar antes do almoço. Alguém interessado?

— Boa ideia — Daniel empurrou um pouco mais o cinzeiro para baixo da mesa com o pé. — Você sabe nadar, garota?

— Sim — Shelby colocou as cartas. — Mas não trouxe biquíni.

— Há um armário na casa de banho — disse Serena. — Você não terá nenhum problema em encontrar um que caiba em você.

— Sério? — ela olhou para Alan. — Prático, não? Um armário de roupas de banho.

Ele deu um sorriso cínico.

— Não mencionei isso antes? Um mergulho parece bom. Nunca vi Shelby de biquíni.

Vinte minutos depois, Alan encontrou-se no calor relaxante da sauna. Em vez de Shelby, estava acompanhado por seu irmão e Justin. Inclinando-se para trás e deixando seus músculos relaxarem, lembrou-se do brilho úmido e macio da pele e da cor rosada que cobrira Shelby quando estiveram no mesmo local.

— Aprovei sua escolha — comentou Caine, descansando os ombros contra a parede lateral. — Mesmo que tenha me surpreendido.

Alan abriu os olhos o suficiente para colocar Caine em foco.

— É mesmo?

— Sua Shelby não é nada parecida com aquela loira elegante com corpo de modelo que você namorou há alguns meses. — Caine levantou um joelho para se acomodar confortavelmente. — Ela não teria durado cinco minutos com o pai.

— Shelby não é como nenhuma outra.

— Tenho que respeitar alguém que tenta uma sequência de meio — acrescentou Justin, esticando as costas no banco acima de Alan. — Serena me disse que ela é boa para você.

— É sempre bom ter aprovação familiar — respondeu Alan secamente.

Justin apenas riu e apoiou a cabeça em seus braços dobrados.

— Vocês, MacGregor, têm o hábito de interferir nesse tipo de coisa.

— Ele fala, é claro, por experiência própria — Caine afastou os cabelos úmidos de sua testa. — No momento, estou gostando da preocupação do velho com Alan. Tira a pressão de mim e Diana.

— Você pensaria que ele estaria muito mais distraído com Rena e seu futuro neto para colocar energia em qualquer outra coisa.

— Ele não ficará satisfeito até estar soterrados de pequenos MacGregor e/ou Blade. — Caine sorriu. — Na verdade, tenho pensado nisso.

— Pensar não vai produzir outro comanche-escocês — apontou Justin.

— Diana e eu achamos melhor treinar com nossa sobrinha ou sobrinho primeiro.

— Como se sente com a paternidade se aproximando, Justin? — perguntou Alan ao cunhado.

Justin olhou para o teto de madeira lembrando o que era sentir a vida se mover sob sua mão, dentro da mulher que amava. Emocionante. Ele podia ver como Serena ficava nua, com o filho na grande barriga. Linda. Ele sabia como se sentia às vezes, na madrugada, quando ela estava quente e adormecida ao lado dele...

— Aterrorizado — confessou. — Completamente aterrorizado. Os bebês adicionam uma infinidade de "e se" para a sua vida. Quanto mais desejo ser pai, quanto mais isso se aproxima, mais assustado eu fico. E mais eu quero ver exatamente o que eu e Serena fizemos.

— Boa linhagem — afirmou Caine. — Bom sangue.

Justin deu uma risada tranquila e fechou os olhos.

— Aparentemente, Daniel decidiu sentir a mesma coisa sobre Campbell. Você vai se casar com ela, Alan?

— Aqui, no outono.

— Nossa, por que você não disse antes? — perguntou Caine. — Papai teria uma desculpa para abrir aquele champanhe antigo que está guardando há anos.

— Shelby ainda não sabe — respondeu Alan como se não fosse nada. — Acho melhor contar para ela antes.

— Humm. Ela não me parece uma mulher que aceita apenas ser informada de algo.

— Muito observador, mas já a pedi em casamento algumas vezes. Mais cedo ou mais tarde, terei que mudar minha tática.

As sobrancelhas de Caine juntaram-se.

— Ela disse não?

— Deus, há momentos em que você se parece com o nosso pai. Ela não disse não, ou sim. A coisa é mais complicada. O pai de Shelby era o senador Robert Campbell.

— Robert Campbell — repetiu Caine calmamente. — Ah, entendo. Ela deve ter uma dificuldade compreensível em lidar com sua profissão. O pai dela estava fazendo campanha nas primárias presidenciais quando foi assassinado, não?

— Sim — Alan leu a pergunta não dita nos olhos de seu irmão. — E sim, eu pretendo tentar a presidência quando for a hora certa. — Era a primeira vez, percebeu, que dissera isso em voz alta. Oito anos não era tanto tempo para se preparar para uma estrada tão difícil. Ele soltou uma respiração longa e silenciosa. — É outra coisa que Shelby e eu temos que discutir.

— Você nasceu para isso, Alan — afirmou Justin. — Não dá para virar as costas para isso.

— Não, mas eu preciso dela. Se eu tivesse que fazer uma escolha...

— Você escolheria Shelby — concluiu Caine, entendendo perfeitamente o que significava encontrar um amor, uma mulher. — Mas eu me pergunto se vocês poderiam viver com essa escolha.

Alan ficou em silêncio por um momento e, depois, fechou os olhos novamente.

— Eu não sei.

Ter que escolher, de um jeito ou de outro, o dividiria completamente ao meio.

Na quarta-feira seguinte ao fim de semana em Hyannis Port, Shelby recebeu seu primeiro telefonema de Daniel MacGregor. Segurando o prato de água de Tia Emma em uma das mãos pegou o telefone com a outra.

— Shelby Campbell?

— Sim. — Abriu um sorriso. Nenhuma outra voz retumbava como aquela. — Olá, Daniel.

— Você já fechou a loja hoje?

— Eu trabalho com a argila às quartas-feiras — disse, prendendo o fone entre a orelha e o ombro para substituir o prato de água da papagaia. — Mas sim, já fechei. Como vai?

— Vou bem, *lass*. Vou lembrar de dar olhada na sua loja da próxima vez que estiver em Washington.

— Ótimo — sentou-se no braço de uma cadeira. — E você vai comprar alguma coisa.

Daniel riu.

— Posso fazê-lo, se você for tão inteligente com suas mãos quanto é com sua língua. A família planeja passar o fim de semana do Quatro de Julho no Comanche, em Atlantic City — afirmou Daniel abruptamente. — Gostaria de estender o convite a você.

O Quatro de Julho, pensou Shelby. Fogos de artifício, cachorros-quentes e cerveja. Estava a menos de um mês de distância. Como o tempo tinha passado tão rápido? Ela queria imaginar-se de pé na praia com Alan, observando as cores explodirem no céu. Ainda assim... seu futuro era algo que ainda não podia ver.

— Obrigada pelo convite, Daniel. Eu adoraria. — Isso era verdade, Shelby disse a si mesma. Se ela iria ou não, era outra questão.

— Você é perfeita para o meu filho — afirmou Daniel, astuto o suficiente para ter percebido sua breve hesitação. — Nunca pensei que diria isso sobre um Campbell, mas estou dizendo. Você é forte e brilhante. E você sabe como rir. Você tem um bom sangue escocês, Shelby Campbell. Verei isso em meus netos.

Os olhos de Shelby rapidamente foram tomados por lágrimas que não conseguiu impedir, mas ela riu mesmo assim.

— Você é um pirata, Daniel MacGregor, e um intrometido.

— Sim. Vejo você no Comanche.

— Adeus, Daniel.

Quando desligou, Shelby pressionou os olhos com as palmas da mão. Não se deixaria desmoronar por algumas palavras de blefe. Ela sabia, desde a primeira manhã que acordara nos braços de Alan, que só estava adiando o inevitável. Certa para ele? Daniel achava isso, mas talvez ele só visse a superfície. Ele não sabia o que a estava consumindo por dentro. Nem mesmo Alan sabia o quão profundo era o medo, o quão real e vivo ele tinha permanecido durante todos esses anos.

Se Shelby permitisse, ainda podia ouvir as três explosões rápidas dos tiros. E ela podia ver, se deixasse, a reação do corpo de seu pai e como ele havia caído no chão quase a seus pés. Pessoas gritando, correndo e chorando. O sangue de seu pai na saia de seu vestido. Alguém a afastou para chegar até ele. Shelby sentou-se no chão, sozinha. Tudo havia acontecido em não mais do que trinta segundos, mas parecera uma vida inteira.

Ela não precisou ser informada de que seu pai estava morto, Shelby viu a vida sair de seu corpo. Sentiu a sua vida a abandonar.

Nunca mais, Shelby pensou em uma respiração instável. Ela nunca iria, nunca poderia, morrer tão dolorosamente de novo.

A batida na porta tinha que ser Alan. Shelby deu-se um minuto extra para ter certeza de que as lágrimas estavam sob controle. Tomando uma última respiração profunda, foi responder a porta.

— Ora, MacGregor. Sem comida — comentou com uma sobrancelha arqueada. — Que pena.

— Achei que poderia compensar com isso. — Ele ofereceu uma única rosa cujas pétalas eram da cor dos cabelos de Shelby. Um presente tradicional, pensou, tentando recebê-lo de forma casual. Mas nada que ele lhe desse poderia ser recebido de forma casual. Enquanto seus dedos se fechavam ao redor do caule, soube que era um gesto simbólico. Um homem tradicional e sério estava oferecendo-lhe uma parte muito séria de si mesmo.

— Uma rosa deveria ser mais romântica do que dezenas — afirmou Shelby. Então, as lágrimas acumularam-se em seus olhos. E era mesmo. — Obrigada. — Abraçou-o, pressionando sua boca na dele com força e uma pitada de desespero. Foi o desespero que fez Alan segurá-la suavemente, uma das mãos acariciando seu cabelo selvagem enquanto seus lábios confortavam os dela.

— Eu amo você — sussurrou ela, enterrando seu rosto contra o pescoço de Alan até estar certa de que seus olhos estavam secos.

Alan levantou o rosto dela e a estudou.

— O que há de errado, Shelby?

— Nada — respondeu rapidamente. — Fico sentimental quando alguém me traz um presente. — A intensidade silenciosa dos olhos de Alan não mudou; a emoção agitada dentro dela não sossegou. — Faça amor comigo, Alan — ela encostou seu rosto no dele. — Venha para a cama comigo. Agora.

Alan a queria. Shelby poderia fazer seu desejo passar de leve a urgente com um único olhar, mas ele sabia que não era a resposta que nenhum deles precisava no momento.

— Vamos sentar. É hora de conversarmos.

— Não, eu...

— Shelby — ele a pegou pelos ombros. — É hora.

Ela soltou sua respiração com força. Alan havia lhe dado todo o espaço que podia. Sabia que ele imporia um limite mais cedo ou mais tarde. Com um aceno de cabeça, Shelby caminhou até o sofá, ainda agarrando a rosa.

— Você gostaria de uma bebida?

— Não — com uma das mãos em seu ombro novamente, ele a fez se sentar no sofá, se posicionando ao lado dela.

— Eu te amo — ele começou. — Você sabe disso. E eu quero que você se case comigo. Não nos conhecemos há muito tempo — continuou, quando Shelby ficou em silêncio. — Se você fosse um tipo diferente de mulher, eu poderia ser persuadido de que você precisa de tempo para ter certeza de seus sentimentos por mim, mas você não é.

— Você sabe que eu te amo, Alan — interrompeu ela. — Você vai ser racional, e eu...

— Shelby. — Ele poderia parar um discurso apaixonado com um simples sussurro. — Eu sei que você tem um problema com minha profissão. Eu entendo isso, talvez apenas de forma limitada, mas entendo. É algo que você e eu devemos resolver a partir deste ponto. — Ele pegou as mãos dela e sentiu a tensão. — Vamos lidar com isso, Shelby, da maneira que pudermos.

Ela continuou calada, mas olhou-o como se já soubesse o que ele ia dizer. Alan continuou:

— Eu acho que agora é a hora de te contar que fui abordado por alguns membros importantes do partido, e que estou pensando seriamente em me candidatar à presidência do país. Isso ainda vai demorar quase uma década, mas as engrenagens já começaram a girar.

Ela sabia disso. É claro que ela sabia disso, mas ouvir as palavras em voz alta fez o estômago se contrair. Sentindo a pressão em seus pulmões, ela soltou um suspiro longo.

— Se está perguntando a minha opinião — ela conseguiu dizer em uma voz calma —, acho que você não deveria *considerar* isso, deveria *fazer*. É algo que você deve se tornar, Alan.

Mesmo sendo verdadeiras, as palavras ainda a machucaram como navalhas enquanto as dizia. Prosseguiu:

— Eu sei que, com você, não é simplesmente uma questão de poder e ambição. Você também veria as dificuldades, a tensão, a responsabilidade impossível. — Shelby levantou-se, sabendo que explodiria se continuasse sentada. Rapidamente, levantou a rosa, mas a rapidez de seu movimento fez o caule estalar entre seus dedos. — O destino existe — murmurou ela.

— Talvez. — Alan observou enquanto Shelby caminhava pela sala, passando a mão em uma almofada que pegara do sofá. — Você está ciente de que isso é mais do que apenas colocar meu nome na cédula. Quando a hora chegar, uma campanha duradoura será iniciada. Eu preciso de você comigo, Shelby.

Ela parou um momento, de costas, e fechou os olhos com força. Recompondo-se, virou para ele.

— Eu não posso me casar com você, Alan.

Algo brilhou nos olhos dele. Fúria ou dor? Ela não podia ter certeza, mas a voz estava calma quando Alan questionou:

— Por quê?

A garganta dela estava tão seca que não sabia se poderia responder. Com um esforço, ela engoliu.

— Você gosta de lógica, então sejamos lógico. Não sou uma anfitriã política. Não sou diplomata ou organizadora. Essas são as características de que você precisa.

— Eu quero uma esposa — replicou Alan. — Não uma funcionária.

— Droga, Alan, eu seria inútil! Pior do que inútil! — Com um som de frustração, ela começou a acelerar novamente. — Se eu tentasse me encaixar nesse mundo, ficaria louca. Não tenho paciência para salões de beleza, para secretárias, e para ser cortês vinte e quatro horas por dia. Como eu poderia ser a primeira-dama quando não sou nem uma dama metade do tempo? — argumentou. — E, maldito seja! Você vai ganhar. Eu acabaria na Casa Branca sufocada por elegância e protocolo.

Ele esperou enquanto a respiração arfante de Shelby enchia o quarto.

— Você está dizendo que se casaria comigo se eu escolhesse não concorrer?

Ela virou-se novamente; seus olhos brilhantes e atormentados.

— Não faça isso comigo. Você me odiaria... Eu me odiaria. Não pode ser uma escolha entre o que você é e eu, Alan.

— Mas é uma escolha entre o que você é e eu! — apontou ele. A raiva que Alan havia controlado foi liberada. — Você pode fazer uma escolha! — ele saltou do sofá para agarrar os braços dela. Fúria emanava, esmagando-a. Shelby sabia que a sensação seria mortal. Tinha visto traços dela, mas não estava preparada para se defender. — Você não pode escolher me tirar de sua vida com um simples "não" e esperar que eu o aceite sabendo que você me ama. De que diabos você acha que sou feito?

— Não é uma escolha — disse ela apaixonadamente. — Não posso fazer mais nada. Eu não seria boa para você, Alan. Você tem que considerar isso.

Ele a sacudiu com força.

— Não minta para mim e não invente desculpas. Se você for virar as costas para mim, faça com a verdade.

Ela desmoronou tão rapidamente que teria caído ao chão se Alan não a tivesse segurado.

— Eu não consigo lidar com isso. — Lágrimas escorreram por seu rosto. Enormes, rápidas e dolorosas. — Não posso passar por tudo aquilo de novo, Alan, esperando, apenas esperando por alguém... — Com um soluço, ela cobriu o rosto com as mãos. — Oh, Deus, por favor, não consigo suportar. Eu não queria amar você assim. Não queria que você importasse tanto na minha vida ao ponto de que perdê-lo significasse perder tudo novamente. Eu posso ver isso acontecendo de novo. Todas aquelas pessoas chegando perto, todos os rostos e o barulho. Vi alguém que amo morrer na minha frente uma vez! Não posso ver novamente! Não posso!

Alan segurou-a, querendo acalmá-la, precisando tranquilizá-la. Que palavras ele poderia usar para penetrar nesse tipo de medo? Nesse tipo de sofrimento? Não havia lugar para a lógica ali, nenhum lugar para se acalmar e racionalizar. Se era o amor dela que a fazia sentir tanto medo, como poderia pedir que Shelby mudasse?

— Shelby, não fique assim. Eu não...

— Não! — Ela o interrompeu, saindo de seu abraço. — Não diga isso. *Não diga!* Por favor, Alan, não posso suportar isso. Você deve ser o que é, e eu também. Se tentássemos mudar, não seríamos as mesmas pessoas por quem nos apaixonamos.

— Não estou pedindo para que você mude — afirmou Alan, começando a ter sua paciência testada novamente. — Eu só estou pedindo que tenha fé em mim.

— Você está pedindo demais! Por favor, deixe-me sozinha.

Antes que ele pudesse falar algo, ela entrou no quarto e bateu a porta.

Capítulo 12

O MAINE ERA LINDO em junho: verde e selvagem. Shelby dirigiu ao longo da costa, deixando a mente em branco. Pelas janelas abertas do carro, podia ouvir a água se lançar contra as rochas. Paixão, raiva, tristeza, o som expressava os três. Ela entendia.

De vez em quando, avistava flores silvestres ao longo da estrada. Flores pequenas e resistentes, que podiam suportar o sal e o vento. Na maior parte do caminho havia rochas, algumas desgastadas e brilhantes do eterno bater da água, outras secas e altas até que a maré levantasse e as reivindicasse também.

Shelby respirou fundo. Talvez fosse por isso que havia decidido ir para o Maine de forma tão rápida, sentia que iria sufocar em Washington. O ar ali era fresco e limpo. O verão, que tinha assumido a posição da primavera tão rapidamente, ainda não chegara ao extremo norte. Ela precisava viver a primavera apenas por mais um pouco.

Distinguiu o farol no final de um pequeno pedaço de terra que adentrava arrogante no mar e forçou seus dedos tensos a relaxarem no volante. Tranquilidade, talvez a encontrasse ali, como seu irmão sempre tentava fazer.

Estava amanhecendo. Quando seu avião aterrissou, ainda estava escuro. Podia ver o sol nascendo, jogando cores no mar enquanto as gaivotas mergulhavam e voavam sobre rochas, areia e água. Ainda era cedo demais para suas sombras. Os pássaros fizeram barulho acima das ondas, um som vazio e solitário. Shelby dispensou a sensação ruim. Não pensaria em vazio ou solidão agora. Não pensaria em nada.

A praia estava deserta e soprava uma leve brisa quando desceu do carro. O farol era uma ampla torre branca de solidão, uma fortaleza contra os elementos da natureza. Talvez estivesse desgastado e um pouco abatido pelo tempo em alguns pontos, mas mantinha uma soberania simples que permanecia atemporal e real. Parecia um bom lugar para se proteger de qualquer tempestade.

Shelby tirou a mala da parte de trás do carro e aproximou-se da porta. Estava trancada, ela sabia. Grant nunca fazia convites. Bateu na madeira, perguntando-se quanto tempo ele ignoraria antes de responder. Ele ouvira o barulho, porque Grant ouvia tudo, assim como via tudo. Isolar-se do resto da humanidade não havia mudado isso.

Shelby bateu de novo e viu o nascer do sol. Passaram-se mais de cinco minutos antes que a porta se abrisse.

Pensou no quanto seu irmão se parecia com seu pai: moreno, de olhar inteligente e traços duros. Seus olhos, de um castanho profundo, ainda estavam nublados pelo sono. Estava despenteado, e seu cabelo precisava de um corte.

Grant franziu o cenho e coçou o queixo com a barba por fazer.

— Mas que droga! O que você está fazendo aqui?

— Uma recepção típica de Grant Campbell — Shelby ficou na ponta dos pés para dar-lhe um beijo no rosto.

— Que horas são?

— Cedo.

Xingando, ele passou uma das mãos pelo cabelo e recuou para deixá-la passar. Por um instante apoiou-se na porta, desorientado, com os polegares no cós de seu short, a única peça de roupa que usava. Depois, a seguiu pela escadaria com seus degraus barulhentos até o quarto.

Ao pararem, Grant segurou sua irmã pelos ombros e a estudou, rapidamente e com uma intensidade com a qual ela nunca se acostumara. Shelby ficou parada, passiva, com um meio sorriso em seus lábios e olheiras sob seus olhos.

— O que há de errado? — perguntou ele sem rodeios.

— Errado? — ela encolheu os ombros e jogou a mala em uma cadeira que já vira dias melhores. — Por que algo precisa estar errado para eu fazer uma visita? — Olhou para o irmão, observando que ele ainda não tinha ganhado peso. Apesar de magro, Grant projetava uma força primária, básica, como sua casa. Uma força da qual ela também precisava. — Você vai fazer o café?

— Sim. — Grant passou pela área que servia de sala de estar, apesar da poeira, para uma cozinha arrumada e organizada. — Quer café da manhã?

— Sempre.

Com o que poderia ter sido uma risada, ele pegou um pedaço de bacon.

— Você está magra, criança.

— Você também não está exatamente atlético — respondeu Shelby, recebendo um grunhido como resposta.

— Como está mamãe?

— Ela está bem. Acho que vai se casar com o francês.

— Dilleneau, orelhas de abano e mente cautelosa.

— Ele mesmo. — Shelby caiu em uma cadeira em frente à mesa redonda de carvalho, quando o bacon começou a chiar. — Vai imortalizá-lo em alguma de suas tirinhas?

— Depende. — Ele lançou a Shelby um sorriso malicioso. — Acredito que mamãe ficaria surpresa ao ver seu noivo no *Macintosh.*

— Surpresa, não... satisfeita. — Shelby parou a sentença com um encolher de ombros. — Ela realmente gostaria que você fosse visitá-la.

— Talvez. — Grant colocou um prato de bacon sobre a mesa.

— Teremos ovos também? — Ela levantou-se para pegar pratos e canecas, enquanto Grant quebrava ovos em uma panela. — Claro, podem ser mexidos... — Shelby disse com ironia para as costas dele. — Recebendo muitos turistas hoje em dia?

— Não.

A palavra soou tão rotunda e definitiva que Shelby quase riu.

— Você sempre pode tentar instalar minas terrestres e arame farpado. É impressionante como alguém tão em sintonia com as pessoas pode desgostar tanto delas.

— Eu não desgosto delas. — Grant colocou os ovos em outro prato. — Eu simplesmente não quero estar perto delas. — Sem cerimônia, sentou-se e começou a encher seu próprio prato. Ele comeu; Shelby fingiu.

— Como estão seus colegas de quarto?

— Eles se estabeleceram em uma convivência pacífica — contou Shelby, enquanto mordiscava uma fatia de bacon. — Kyle está cuidado deles até eu voltar.

Grant lançou-lhe um olhar sobre a borda da caneca.

— Quanto tempo você vai ficar?

Desta vez, ela riu.

— Sempre gracioso! Alguns dias — afirmou ela. — Não mais de uma semana. Não, por favor. — Shelby ergueu a mão, com a palma aberta. — Não me implore para estender minha visita. Eu simplesmente não posso ficar mais tempo. — Ela sabia que Grant faria uma careta e reclamaria, mas que abriria sua casa para ela pelo tempo que precisasse.

— Tudo bem. Você pode dirigir até a cidade para comprar suprimentos enquanto estiver aqui.

— Fico feliz em servir — murmurou Shelby. — Como você consegue receber todos os principais jornais do país aqui?

— Eu pago por isso — respondeu. — Eles acham que eu sou estranho.

— Você é estranho.

— É mesmo. Agora... — ele empurrou o prato para o lado e apoiou os cotovelos na mesa. — Por que você está aqui, Shelby?

— Eu só queria fugir por alguns dias — começou ela, apenas para ser cortada pela palavra "mentirosa". Em vez de responder com uma piada ou devolver o *elogio*, ela abaixou seu olhar. — Eu tive que fugir — sussurrou. — Grant, minha vida está uma bagunça.

— E a de quem não está? — replicou Grant, mas colocou um dedo esguio e longo sob o queixo dela para levantá-lo. — Não faça isso, Shelby — murmurou quando viu que os olhos da irmã estavam cheios de lágrimas. — Respire fundo e me conte tudo.

Ela inspirou, trêmula, e lutou para controlar as lágrimas.

— Estou apaixonada e não deveria estar, e ele me pediu em casamento, mas não posso.

— Bem, isso resume tudo. Alan MacGregor. — Quando Shelby lhe deu um olhar curioso, Grant balançou a cabeça. — Não, ninguém me disse. Você apareceu ao lado dele nos jornais meia dúzia de vezes no último mês. Bem, ele faz parte daquele pequeno grupo que posso dizer, com sinceridade, que respeito.

— Ele é um bom homem — declarou Shelby, segurando as lágrimas. — Talvez um grande homem.

— Então, qual é o problema?

— Eu não quero amar um grande homem — ressaltou com ferocidade. — Não posso me casar com um.

Grant levantou, pegou a cafeteira e encheu as duas canecas de novo. Sentou-se novamente e empurrou o creme para Shelby.

— Por quê?

— Não vou passar por isso de novo, Grant.

— Pelo quê?

O olhar de Shelby endureceu e as lágrimas secaram.

— Maldito seja, não tente esse truque comigo.

Calmo, Grant tomou um gole de café, contente de que, pelo menos agora, Shelby estava esbravejando em vez de se lamentar.

— Ouvi rumores de que o senador pode tentar a presidência mais cedo ou mais tarde. Talvez mais cedo do que o esperado.

— Você ouviu corretamente, como de costume.

Ele se demorou sobre o café, preto e forte.

— Você não gostaria de ter um dos seus vestidos no Smithsonian, Shelby?

— Seu humor sempre foi meio estranho, Grant.

— Obrigado.

Irritada, afastou o prato de sua frente.

— Eu não quero estar apaixonada por um senador.

— Você está? — questionou ele. — Ou você está apaixonada pelo homem que ele é?

— É a mesma coisa!

— Não, não é — Grant pousou a xícara de café na mesa e pegou um pedaço de bacon intocado do prato de Shelby. — Você, melhor do que a maioria, sabe disso.

— Não posso arriscar! — explodiu com uma paixão repentina. — Eu simplesmente não posso! Ele vai ganhar, Grant! Ele o fará se viver o suficiente! Não posso lidar com isso! As possibilidades...

— Você e suas possibilidades... — reclamou. A memória doeu, mas ele a afastou. — Ok, vamos explorar algumas delas. Primeiro: você o ama?

— Sim, sim, eu o amo. Droga, acabei de te dizer que o amo!

— O quanto ele significa para você?

Shelby arrastou as duas mãos pelo cabelo.

— Tudo.

— Então, se ele concorrer para presidente e algo acontecer com ele... — Grant parou enquanto a cor se esvaía do rosto da irmã. — Vai fazer diferença se você tiver ou não um anel no dedo?

— Não. — Ela cobriu a boca com a mão. — Não, Grant.

— Você tem que viver com isso — disse ele com dureza. — Nós dois tivemos que viver com isso praticamente nossa vida inteira. Eu também estava lá e não esqueci. Você vai se privar de viver por causa de algo que aconteceu há quinze anos?

— Você não?

Um golpe certeiro, pensou Grant com pesar, mas que foi prontamente ignorado.

— Nós não estamos falando de mim. Vamos explorar outras possibilidades, Shelby. Suponha que ele te ame o suficiente para desistir da ideia por você.

— Eu me desprezaria.

— Exatamente. Agora, a última. Suponha... — E, pela primeira vez, segurou a mão dela. — Que ele concorra, ganhe e viva até ficar idoso, quando escreverá suas memórias, viajará pelo mundo como um embaixador da benevolência ou jogará cartas na varanda ensolarada. Você ficará louca por ele ter vivido cinquenta anos sem você.

Ela respirou profundamente.

— Sim. Mas...

— Nós já passamos por todas — interrompeu Grant. — Claro, provavelmente há vários milhões de possibilidades no meio. Ele poderia ser atingido por um carro atravessando a rua, ou mesmo você. Alan poderia perder as eleições e se tornar um missionário ou um âncora de jornal.

— Tudo bem... Não há ninguém melhor do que você para me mostrar o quão tola sou.

— É um dos meus pequenos talentos. Ouça, vá andar na praia. Limpe sua cabeça. Quando voltar, coma algo e durma cerca de doze horas, porque você está péssima. Então... — Ele esperou até que Shelby levantasse a cabeça para sorrir para ele. — Vá para casa. Tenho trabalho a fazer.

— Eu amo você, seu esquisito.

— Eu sei disso — falou Grant, sorrindo de leve. — Eu também.

Sua casa estava muito vazia e calma, mas não havia outro lugar para onde Alan quisesse ir. Forçou-se a deixar Shelby um dia inteiro sozinha, então ficou louco quando soube, na sexta-feira, que ela não estava em lugar nenhum. Vinte e quatro horas depois, ainda tentava argumentar consigo mesmo.

Shelby tinha o direito de ir para onde desejasse e quando desejasse. Ele não tinha motivos para esperar que ela atendesse o telefone ou explicasse o motivo da viagem. Se Shelby decidira viajar por alguns dias, ele não tinha o direito de estar com raiva, e certamente não havia motivos para se preocupar. Era mais fácil falar do que fazer.

Levantou-se de sua mesa de estudos para andar pelo cômodo. Onde. Ela. Estava? Quanto tempo ficaria fora? Por que não o avisara?

Frustrado, colocou as mãos nos bolsos. Sempre fora capaz de encontrar o caminho para sair de um problema. Se um jeito não funcionava, arranjaria outro, mas sempre houvera uma opção viável. Era apenas uma questão de tempo e paciência. Alan não tinha mais paciência. Ele estava magoado como nunca imaginara que poderia estar, e de uma forma implacável.

Quando a encontrasse, iria... o quê? Alan cobrou de si mesmo. Forçá-la, intimidá-la, implorar? O que restava? Poderia desistir de pedaços de si mesmo por ela e ainda continuar inteiro, mas, sem Shelby, ele nunca mais seria um homem por completo. Ela havia roubado algo dele e o trancara para o lado de fora da porta, pensou furiosamente. Não... Ele tinha entregue seu amor de boa vontade, embora Shelby estivesse relutante em aceitá-lo. Alan nunca mais recuperaria o seu amor, mesmo se ela desaparecesse de sua vida.

E Shelby era capaz disso, ele percebeu com uma súbita onda de pânico. Ela poderia arrumar suas malas e partir sem deixar rastros. Até parece que a deixaria! Alan franziu a testa para o telefone novamente. Ele a encontraria. Então, lidaria com a situação, de uma maneira ou de outra.

Começaria ligando para a mãe dela e, em seguida, para todos que a conheciam. Com uma risada frágil, Alan pegou o telefone. Com Shelby, isso poderia demorar até uma semana.

Antes que pudesse discar, a campainha tocou. Alan deixou que ela soasse três vezes antes de lembrar que McGee estava na Escócia. Praguejando, desligou o telefone e foi responder.

O entregador sorriu.

— Entrega para você, senador — disse ele com empolgação e entregou a Alan uma sacola de plástico transparente. — Vocês são estranhos — acrescentou o entregador antes de ir embora. Alan fechou a porta enquanto olhava para a sacola em sua mão. Nadando freneticamente na água, estava um peixinho dourado.

Lentamente, Alan entrou no salão, estudando seu presente com olhos cautelosos. O que diabos ele deveria fazer com aquilo? Impaciente com a interrupção, pegou um cálice de cristal, quebrou o lacre da sacola e despejou o peixe e a água dentro. Depois de colocar a sacola de lado, abriu o pequeno cartão que estava preso a ela.

Senador,

Se você pode viver em um aquário como um peixinho dourado, à vista de todos, eu também posso.

Depois de ler a frase três vezes, Alan fechou os olhos. Ela voltaria. O cartão caiu na mesa quando ele se virou para a porta. Antes mesmo de abri-la, a campainha voltou a tocar.

— Oi — Shelby sorriu, embora a saudação tenha sido suficientemente clara para revelar seus nervos. — Posso entrar?

Ele queria agarrá-la naquele instante. Segurá-la para ter certeza de que ela não iria embora outra vez, mas esta não era a maneira de manter Shelby consigo.

— Claro — Apesar de querer dar um passo em sua direção, ele recuou para deixá-la entrar. — Você viajou.

— Apenas uma rápida peregrinação. — Ela colocou as mãos nos bolsos do macacão largo. Alan parecia cansado, notou, como se não tivesse dormido. Seus dedos formigaram com vontade de tocá-lo, mas Shelby manteve-os firmemente escondidos.

— Entre e sente-se. — Alan gesticulou em direção ao salão antes que começassem a andar, ambos cautelosos e conscientes um do outro. — McGee está de férias, mas posso fazer café.

— Não, não para mim. — Shelby vagou pela sala. Como deveria começar? O que diria? Todos os discursos ensaiados, os fluentes e os apaixonados, evaporaram silenciosamente de sua cabeça. Alan havia colocado o *krater* que ela fizera perto da janela por onde o sol entrava. Shelby o encarou. — Acho que eu deveria começar pedindo desculpas por desabar no outro dia.

— Por quê?

— Por quê? — Shelby virou-se para encará-lo novamente. — Por que o quê?

— Por que você se desculparia?

Ela ergueu os ombros, então deixou-os cair.

— Eu odeio chorar. Eu prefiro xingar, ou chutar alguma coisa. — Os nervos estavam pulando dentro dela, algo que ela não esperava, e que o olhar calmo e firme dele não fizeram nada para acalmar. — Você está com raiva de mim.

— Não.

— Você estava. — Ela se moveu inquieta pela sala. — Você tinha o direito de estar, eu... — Shelby se afastou quando viu o peixinho dourado nadando em círculos dentro do cálice. — Bem, parece que ele subiu de vida — disse ela com uma risada. — Não acho que ele valoriza isso. Alan. — Quando ela o encarou dessa vez, seus olhos estavam enormes, inquisidores e vulneráveis. — Você ainda me quer? Ou eu arruinei tudo?

Ele a teria aceitado de qualquer forma, do jeito dela ou do dele, mas Alan queria mais do que aquilo que eles tinham no momento. Muito mais.

— Por que você mudou de ideia?

Shelby foi em direção a ele e segurou suas mãos.

— Isso importa?

— Importa. — Alan soltou-se das mãos dela para segurar-lhe o rosto. Os olhos dele estavam com aquele jeito sério que amolecia os joelhos de Shelby. — Tenho que me assegurar que você será feliz, de que terá o que quiser e de que poderá viver com isso. Eu quero o seu "felizes para sempre".

— Tudo bem. — Shelby segurou os pulsos de Alan por um momento antes de se afastar. — Eu considerei as possibilidades — começou ela. — Pensei em todos os "se" e os "talvez". Eu não gostei de nenhum, mas o que mais odiei era passar a vida sozinha. Você não vai jogar cartas sem mim, MacGregor.

A sobrancelha de Alan ergueu-se.

— Não vou?

— Não. — Ela afastou a franja dos olhos com outra risada. — Case comigo, Alan. Eu não concordarei com todas as suas políticas, mas vou tentar ser discreta na minha opinião. Pelo menos na maior parte do tempo. Não vou dirigir nenhum comitê, e só vou a almoços se não houver saída, mas a minha própria carreira é uma desculpa compreensível para isso. Não darei festas convencionais, mas interessantes. Se você está disposto a correr o risco de me soltar na política mundial, quem sou eu para discutir?

Alan achou que não poderia amá-la mais do que já o fazia. Estava enganado.

— Shelby, eu posso voltar a ser advogado, abrir um escritório aqui em Georgetown, se for para ficarmos juntos.

— Não! — Ela se afastou. — Não, droga! Você não vai voltar a ser advogado, não por mim, nem por ninguém! Eu estava errada. Eu amava meu pai. Eu o adorava, mas não posso deixar o que aconteceu com ele controlar o resto da minha vida, ou a sua. — Ela parou. Precisava acalmar sua voz novamente. — Eu não estou mudando por você, Alan. Não consigo. Mas posso fazer o que me pediu e confiar em você. — Ela balançou a cabeça antes que ele pudesse falar. — Não vou fingir que nunca mais me assustarei, ou que não haverá partes que odiarei, mas ficarei orgulhosa do que você faz. — Mais calma, ela se virou. — Já estou orgulhosa de quem você é. Se ainda tiver alguns dragões para derrotar, Alan, eu o farei.

Ele andou até Shelby, encarando os olhos cinzentos até chegar perto o suficiente.

— Comigo?

Ela soltou um suspiro longo e aliviado.

— Sempre.

Quando virou a cabeça, descobriu a boca dele tão faminta e desesperada quanto a sua. Era como se houvesse passado anos, e não apenas dias de separação. Shelby o forçou para baixo, em direção ao tapete, murmurando o nome dele.

Não havia paciência em nenhum deles, só urgência. Alan praguejou, lutando com a roupa dela, até que Shelby riu e rolou para cima dele, levando-o à loucura com os lábios em seu peito nu. Alan não se contentou apenas em ser tocado. Suas mãos a procuraram através do jeans, fazendo com que a força de Shelby cedesse e seu cérebro ficasse nublado.

Quando, finalmente, não havia mais barreiras entre eles, Alan juntou sua boca ao trabalho de suas mãos, devorando e moldando o corpo de Shelby. A casa estava em silêncio, exceto por gemidos e suspiros ofegantes. Mais uma vez, ele enterrou o rosto no cabelo vermelho para sentir seu aroma, enquanto Shelby o recebia.

Então, não havia nada mais além do prazer, desesperado e rodopiante, de estarem juntos.

Era final de tarde, com uma luz suave, quando Shelby se aninhou no corpo dele. Eles estavam deitados no sofá, emaranhados, nus e sonolentos. Uma garrafa de vinho já quente estava na mesa ao lado.

Quando ela abriu os olhos, viu que Alan dormia, seu rosto relaxado e a respiração estável. Ali estava a felicidade simples e firme que sentia cada vez que ficava relaxada nos braços dele. Inclinando a cabeça para trás, Shelby o observou até que Alan se movesse e seus olhos abrissem. Com um sorriso, ela se aproximou para um beijo.

— Não consigo me lembrar de quando passei um sábado tão... agradável. — Ela suspirou, e depois provocou-o com sua língua.

— Como não pretendo me mexer nas próximas vinte e quatro horas, veremos se você também vai gostar do domingo.

— Acho que vou adorar — ela deslizou uma das mãos sobre o ombro largo. — Eu não gosto de ser insistente, senador, mas quando você vai se casar comigo?

— Estava pensando em setembro, em Hyannis Port.

— A fortaleza MacGregor. — Alan viu nos olhos dela que a ideia a agradava. — Mas setembro é daqui a dois meses e meio. Muito longe.

— Então que seja em agosto — sugeriu, mordendo-lhe o lóbulo da orelha. — Enquanto isso, você e seus companheiros de quarto podem se mudar para cá, ou podemos começar a procurar outro lugar. Gostaria de passar a lua de mel na Escócia?

Shelby colocou seu rosto no pescoço de Alan.

— Sim. Enquanto isso — disse ela lentamente enquanto suas mãos vagavam até a cintura dele. — Queria lhe dizer que tem uma das suas políticas domésticas da qual sou *muito* a favor, senador.

— É mesmo?

— Você... — ela mordiscou seu lábio inferior — tem o meu total apoio. Só estava me perguntando se você poderia... me explicar todo o trâmite mais uma vez.

Alan deslizou a mão pela lateral do corpo de Shelby.

— É meu dever político estar disponível para todos os meus eleitores.

Os dedos de Shelby subiram pelo peito de Alan até seu queixo, quando seguraram seu rosto para um longo beijo.

— Desde que a eleitora seja apenas eu, senador... — Ela o abraçou. — Este é um sistema de "um voto para um único homem".

Publisher
Omar de Souza

Gerente Editorial
Mariana Rolier

Assistente Editorial
Tábata Mendes

Copidesque
Ana Lima Cecílio

Revisão
Mariana Oliveira

Diagramação
Laura Arbex | Ilustrarte Design e Produção Editorial

Design de capa
Osmane Garcia Filho

Este livro foi impresso no Rio de Janeiro, em 2017,
pela Intergraf, para a Harlequin.
A fonte usada no miolo é Adobe Caslon Pro, corpo 11/15,2.
O papel do miolo é Pólen Soft 80g/m2, e o da capa é cartão 250g/m2.